Rakhimova Feroza
Sabirova Sabohat
Sanzharbek Rakhimberganov

Tecnologias da informação em medicina

Rakhimova Feroza
Sabirova Sabohat
Sanzharbek Rakhimberganov

Tecnologias da informação em medicina

Guia de estudo

ScienciaScripts

Imprint

Cover image: www.ingimage.com

This book is a translation from the original published under ISBN 978-3-659-60271-9.

Publisher:
Sciencia Scripts
is a trademark of
Dodo Books Indian Ocean Ltd. and OmniScriptum S.R.L publishing group

120 High Road, East Finchley, London, N2 9ED, United Kingdom
Str. Armeneasca 28/1, office 1, Chisinau MD-2012, Republic of Moldova, Europe
Printed at: see last page
ISBN: 978-620-8-31815-4

Conteúdo

Editores de investigação:

Rakhimov Bakhtiyar Saidovich- Chefe do Departamento de Biofísica, Educação Física e Desporto da Urgench Branch da Academia Médica de Tashkent, Candidato a Ciências Técnicas

Sabohat Kabulovna Sabirova Sabohat Kabulovna- Assistente do Departamento de Biofísica, Educação Física e Desporto, Urgench Branch da Academia Médica de Tashkent

Rakhimova Feroza Bakhtiyarovna - Assistente do Departamento de Biofísica, Educação Física e Desporto, Urgench Branch da Academia Médica de Tashkent

Rakhimberganov Sanzharbek Rustamovich - estudante de medicina do 6.o ano da secção de Urgench da Academia de Medicina de Tashkent.

Revisores:

Madatov H.A.- Diretor do Departamento de Tecnologias da Informação da Universidade Estatal de Urgench, Ph.D.

Yusupov P.N.- Urgench branch of TATU com o nome de P.N. Muhammad al-Khwarizmi, Professor Associado do Departamento de Ciências de Engenharia, Ph.D.

Instruções metódicas para trabalhos práticos sobre o tema "Tecnologias da informação em medicina" para estudantes a tempo inteiro das especialidades 60910200 - "Medical Business", 60910300 - "Paediatric Business", 60910400 - "Medical and Preventive Business".

O processo de formatação de documentos, os métodos de criação de estilos de texto, o índice automático, o trabalho com gráficos, bem como tabelas e diagramas no Word são considerados em pormenor. Na secção MS Excel, é abordada a questão da criação de folhas de cálculo, do trabalho com fórmulas, funções, diagramas e elaboração de relatórios. São analisados os problemas de procura de soluções e de seleção de parâmetros.

Descrições de exercícios práticos com informações teóricas gerais, questões de teste e trabalhos, de acordo com o programa e a lista de bibliografia recomendada.

A coleção ajudará os professores a organizar o trabalho prático e poderá também ser útil para os alunos quando repetem o material estudado e se preparam para os créditos.

Introdução

A coleção de trabalhos práticos é compilada de acordo com o programa de trabalho da disciplina "Tecnologias da informação em medicina" para a especialidade: 60910200 - "Negócio Médico", 60910300 - Negócio Pediátrico", 60910400 - "Negócio Médico e Preventivo"

Os trabalhos práticos ocupam um lugar central no estudo da disciplina de informática. Têm como objetivo organizar e gerir o trabalho autónomo do aluno no decurso das aulas laboratoriais e práticas, bem como:

- Formação de competências práticas em MS Word, MS Excel, MS Access, Paint, MS Power Point;
- generalização, aprofundamento, sistematização e consolidação dos conhecimentos teóricos adquiridos;
- formação de competências para aplicar na prática os conhecimentos adquiridos;
- desenvolvimento de qualidades pessoais profissionalmente significativas, tais como a observação, a capacidade de comparação, a generalização, a independência, a responsabilidade e a iniciativa criativa.

Como resultado dos trabalhos laboratoriais e práticos, o aluno deverá: ***saber:***

- conceitos básicos do tratamento automático da informação;
- produtos de software de sistema de base e pacotes de software de aplicação;

ser capaz de:

- utilizar as ferramentas de software de aplicação aprendidas.

A coleção de aulas práticas é constituída por uma nota explicativa, uma descrição dos trabalhos práticos, que são fornecidos com informações teóricas gerais, questões de controlo e tarefas de acordo com o programa e uma lista de bibliografia recomendada.

Antes de começar a trabalhar, o aluno deve familiarizar-se com o material teórico e conhecer as *regras de segurança*:

1. Estar atento e ser cuidadoso. Seguir com exatidão as instruções do professor.
2. Não ligar o computador sem a autorização do professor;
3. Estudar cuidadosamente a evolução do trabalho antes da sua conclusão;
4. Ligar o PC na sequência: fonte de alimentação ininterrupta, monitor, unidade de sistema;
5. Não guardar objectos estranhos, incluindo telemóveis, no local de trabalho;
6. Não tocar no ecrã do visor, não tocar nos fios;
7. Quando se trabalha num PC, o ecrã deve estar a 55-60 cm dos olhos, perpendicularmente ao olhar;
8. Não se desloque pela sala enquanto estiver a trabalhar no PC. Evite movimentos bruscos

movimentos;

9. Desligue o PC quando terminar o trabalho.

É atribuído um determinado número de horas a cada trabalho prático.

A forma de apresentação dos relatórios dos alunos é especificada para cada trabalho prático.

Recomenda-se trabalhar num computador com o sistema operativo Windows XP, no editor de texto MS Word, no processador tabular MS Excel, no SGBD MS Access, no editor gráfico Paint, no programa de criação de apresentações multimédia MS Power Point.

A coleção ajudará os professores a organizar e gerir o trabalho autónomo dos alunos durante as aulas laboratoriais e práticas, e os alunos podem também utilizar o manual quando repetem o material estudado, preparando-se para o exame.

Durante a realização dos trabalhos práticos, é necessário ter em conta: os **requisitos para a realização dos trabalhos práticos:**

1. Estudar o material teórico.
2. Responder às questões teóricas.
3. Organizar as tarefas num caderno de exercícios para o trabalho prático.

Formulário de comunicação:

Durante a realização de trabalhos práticos, é necessário

- anotar o número e o tema da aula;
- escrever a tarefa;
- descrever a execução do trabalho;
- respostas às perguntas de auto-verificação.

Trabalho prático n.º 1

ORGANIZAÇÃO DO TRABALHO NUM COMPUTADOR. Trabalhar com o teclado do PC Objetivo da aula. Aprender a organizar inicialmente o trabalho num PC, ligar/desligar o PC, aprender a trabalhar com o teclado do PC.

Tipo de trabalho: frontal

Prazo de execução: 2 horas

Equipamento: PC, computador portátil

O mapa cronológico da aula é de 80 minutos.

Parte organizacional: limpeza das instalações, equipamento, condições sanitárias e de higiene.

A participação dos alunos é de 2 minutos.

Avaliação dos conhecimentos dos alunos: breve resumo do tema, perguntas e respostas com os alunos - 10 minutos.

Definir um novo tema - 20 minutos.

Determinação e consolidação do nível de domínio da matéria - 35 minutos.

Perguntas do teste - 10 minutos.

Trabalho de casa - 3 minutos.

Requisitos de trabalho prático:

1. responder às questões teóricas
2. organizar as tarefas num caderno de exercícios práticos

Material teórico

Quando liga o computador, as luzes devem acender-se, o monitor deve emitir o mesmo som que quando liga a televisão e a ventoinha da fonte de alimentação da unidade de sistema deve emitir um ruído.

O sistema operativo inicia-se automaticamente depois de o PC ser ligado com o botão de alimentação na unidade de sistema. O PC verifica primeiro se os dispositivos principais estão a funcionar corretamente e, em seguida, pode ser necessário introduzir a palavra-passe do utilizador ou a palavra-passe de rede, se o PC estiver ligado a uma rede.

Após o arranque do ambiente Windows, o chamado ambiente de trabalho aparece no ecrã, com *a barra de tarefas* na parte inferior do ambiente de trabalho numa instalação padrão. No lado esquerdo da barra de tarefas encontra-se o botão *Iniciar.*

A estrutura *do Menu Principal* inclui duas secções: obrigatória e arbitrária. O utilizador pode definir os itens da secção arbitrária à sua vontade. Por vezes, esses itens são criados automaticamente durante a instalação de aplicações (por exemplo, Ms Office).

A parte principal do ecrã é ocupada pela *Área de trabalho.* Contém ícones - *O meu computador, Os meus documentos, Internet Explorer, Reciclagem,* correspondentes às pastas com o mesmo nome. Os atalhos de pastas também podem ser aí localizados. O conjunto de ícones e atalhos é escolhido pelo utilizador, pelo que o seu número e lista podem variar.

O modo de capitalização fixa é ativado premindo a tecla [Caps Lock] e o indicador

[Caps Lock] acende-se. Atenção! Não confundir com a tecla [Num Lock], que ativa o teclado numérico.

Tarefa 1.1. Ligar o PC. Iniciar o trabalho no PC

Ordem de trabalho

1. Ligar o PC, premir o botão de alimentação no monitor, premir o botão de alimentação no tabuleiro do sistema

Prima o botão de alimentação na unidade.

2. Aguardar que o sistema operativo arranque (cerca de 60 s).

3. Estudar a composição do *menu principal* do Windows. Clicar no botão *Iniciar* para abrir o *menu principal* do Windows. Explore os comandos na secção obrigatória do *Menu Principal* do Windows - *Executar, Ajuda, Localizar, Configuração, Documentos, Favoritos, Programas.* Note que o encerramento do computador é feito com o comando *Desligar.*

4. Examine o aspeto do ecrã e os ícones básicos *do espaço de trabalho.*

Tarefa 1.2. Introduzir informação utilizando o teclado

Ordem de trabalho

1. Observe atentamente o teclado de um computador pessoal.

2. Para visualizar as informações introduzidas a partir do teclado, abra o bloco de notas eletrónico. Para o fazer: clique no botão *Iniciar,* selecione *Programas*, depois *Padrão e Bloco de notas.*

3. Ligar o teclado numérico com a tecla [Num Lock] (o indicador [Num Lock] acende-se) e digitar os dígitos de 1 a 9, depois de digitar os dígitos, premir a tecla Enter. Note que o cursor se moveu uma linha para baixo.

4. Localizar a tecla de tabulação [Tab] no teclado. Introduza uma sequência de números separados por um intervalo, premindo a tecla [Tab]: 123 456 789. Depois de escrever os números, prima a tecla Enter [Enter].

5. Definir a disposição do teclado russo. Para tal, no ecrã do lado direito da barra de tarefas, localize o indicador EN/RU e defina a posição RU correspondente ao idioma russo.

6. Examinar o teclado de texto básico. Procura as teclas para as letras fywa e OLJ.

7. Assuma a posição inicial das suas mãos no teclado com os quatro dedos da mão esquerda (exceto o polegar) apoiados nas teclas fywa e os quatro dedos da mão direita (exceto o polegar) apoiados nas teclas ALJ. Arredonde os dedos como se estivesse a segurar uma maçã grande em cada mão.

Coloque os polegares sobre a tecla intermédia, que é a tecla maior por baixo das teclas de letras. A tecla intermédia cria espaços entre as palavras. Se uma palavra terminar com uma letra à esquerda, o polegar direito toca na tecla intermédia, e vice-versa.

As teclas devem ser premidas uma a uma, o impacto deve ser uniforme e de igual intensidade em cada tecla.

8. Verifique se o indicador [Caps Lock] não está aceso. Se necessário, desligue-o com a tecla [Caps Lock].

9. Escreva fywa e OLDJ, separando as palavras com um espaço.

10. No final de cada linha de caracteres introduzidos, prima a tecla Enter.

11. Prima a tecla [Caps Lock] que bloqueia as letras maiúsculas. O indicador [Caps Lock] deve acender-se. Digite fywa e OLDJ. Note que o texto é escrito em letras maiúsculas. Memorize o objetivo da tecla [Caps Lock]. Desligue o indicador [Caps Lock].

12. Prima sucessivamente todas as teclas (da esquerda para a direita) na linha superior com números de 0 a 9 e outros caracteres. Prima [Enter] para passar para uma nova linha.

13. Localize a tecla [Shift] no teclado que altera a caixa de marcação. Prima Shift e, sem a soltar, prima novamente todas as teclas da linha superior, uma de cada vez. Note que são impressos caracteres diferentes do conjunto anterior.

14. Definir a disposição do teclado latino. Para o fazer, localize o indicador EN/RU no lado direito da barra de tarefas e defina a posição EN.

15. Prima a tecla [Shift] e, sem a largar, prima novamente todas as teclas da linha superior.

Note-se que alguns caracteres são novamente diferentes do conjunto anterior (Fig.1.1).

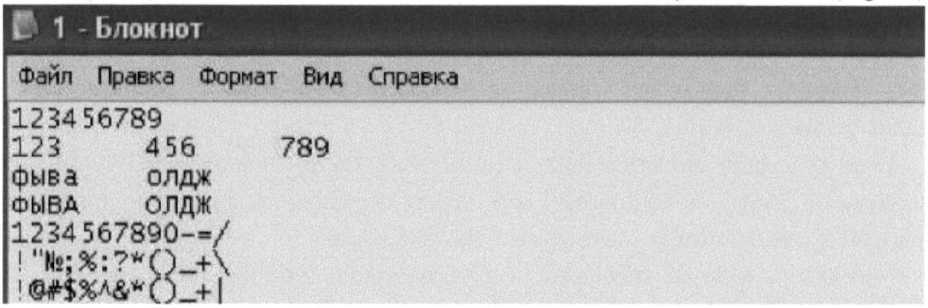

```
1 - Блокнот
Файл   Правка   Формат   Вид   Справка
123456789
123        456        789
фыва       олдж
ФЫВА       ОЛДЖ
1234567890-=/
!"№;%:?*()_+\
!@#$%^&*()_+|
```

Fig 1.1 Conjunto de caracteres no bloco de notas eletrónico

16. Coloque o cursor na primeira linha, no início do conjunto de caracteres, e prima a tecla A várias vezes (sete a oito vezes). Verá aparecerem caracteres *fff*, uma vez que temos o layout de teclado latino definido e o indicador Caps Lock desligado.

17. Apagar os dígitos à direita das letras *fffff* digitadas, premindo a tecla Delete do teclado. Note que os dígitos à direita do cursor são apagados.

18. Prima a tecla de Espaço Anterior (seta para a esquerda acima da tecla Enter) que elimina os caracteres à esquerda do cursor. Eliminar todos os caracteres *fffff* à esquerda do cursor.

19. Ir até ao fim dos caracteres digitados premindo simultaneamente as teclas Ctrl e Fim (premir a tecla Ctrl e, sem a soltar, premir a tecla Fim). Voltar ao início do texto, premindo simultaneamente as teclas Ctrl e Nota. Memorize estes atalhos de teclado.

20. Localize as teclas do cursor (sob a forma de setas) no teclado e mova o cursor para a direita/esquerda ao longo da linha e para cima/baixo ao longo das linhas.

21. Localize o botão *Fechar* (com uma cruz) no canto superior direito da janela *do Bloco de notas* e clique nele. O programa apresenta uma janela de aviso com o texto "O texto do ficheiro sem título foi alterado. Deseja guardar as alterações?". Clique no botão Sim.

22. Abra o seu simulador de teclado existente e utilize-o para praticar as suas capacidades de escrita no teclado do PC.

23. Desligar o computador. Clique no botão *Iniciar* na barra de tarefas com o botão esquerdo do rato *e* selecione Desligar no menu principal. Na caixa de diálogo que aparece, assinale o comando.

24. Desligue o computador e clique em *OK.*

25.

Tarefas adicionais

Praticar as competências de introdução de informações utilizando o teclado.

Para efetuar os exercícios, abra *o Notepad.* Aprenda as regras de escrita antes de iniciar os exercícios.

Regras de escrita. Ao escrever no teclado, as mãos movem-se em primeiro lugar e, com elas, os dedos, que devem estar sempre ao lado uns dos outros. Ao escrever, os dedos não se afastam de todo: as mãos movem-se para cima, para baixo e para os lados, e os dedos movem-se em conjunto, com o dedo direito a tocar na tecla certa.

A posição inicial das mãos no teclado do PC é mostrada na Fig. 1.2: quatro dedos da mão esquerda (exceto o polegar) são colocados nas teclas fywa; quatro dedos da mão direita (exceto o polegar) são colocados nas teclas OLDJ; os polegares são colocados sobre a tecla intermédia (barra de espaços);

todos os dedos, exceto os polegares, devem ser ligeiramente arredondados (como se estivesse a segurar uma maçã grande em cada mão);

Depois de tocar nas teclas, voltar sempre a colocar os dedos (mãos) na posição inicial.

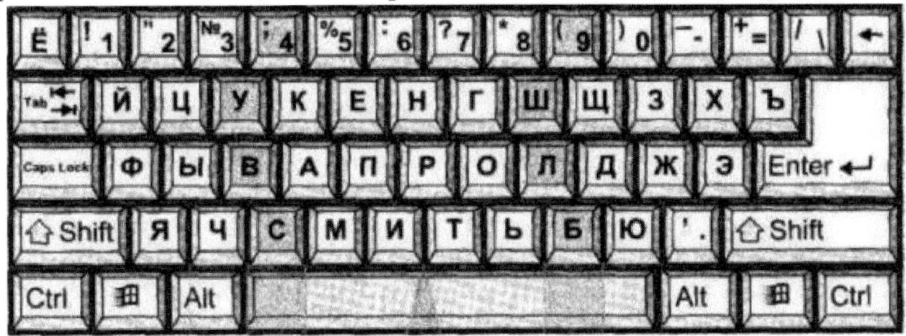

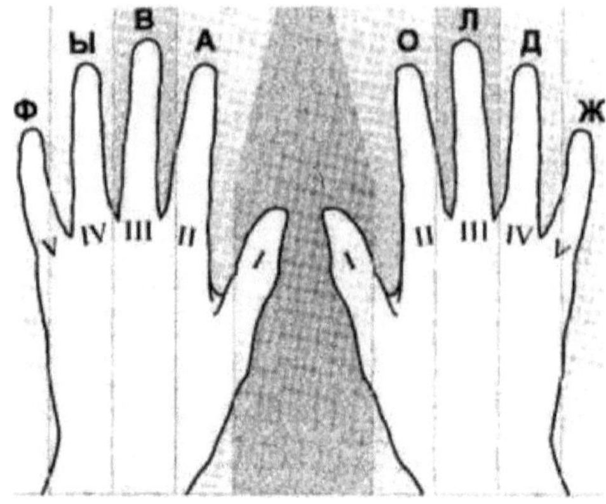

Fig. 1.2 Posição inicial das mãos no teclado do PC

Tarefa 1.3. Manter as mãos na posição inicial da fila do meio e escrever o texto do exercício

aaaaaaaaaaaaaaaaaaaaaaaaaaaaввввввввввввввввввввввввввввввввв ы ы ы ы ы ы ы

y y y y y y y y y y y y y y y y y y y y y y y y y y y y y y y y y y y y y y y y y y y y y y y y y y y y y y y y y y y y y y y y y y y y y y y y y y y y y y y y y y y y y y y y y y y y y y y y y y

ave ave ave ave ave ave ave ave ave ave ave ave ave ave ave ave ave ave ave ave ave ave ave ave ave ave ave ave ave ave ave ave ave ave ave ave ave ave ave ave ave ave ave ave ave ave ave ave ave ave ave ave ave ave ave ave ave ave ave ave ave ave ave ave ave ave ave ave ave ave ave ave ave ave ave ave ave ave ave ave ave ave ave ave ave ave ave ave ave ave ave ave ave ave ave ave ave ave

ould ould ould ould ould ould ould ould ould ould ould ould ould ould ould ould ould ould ould ould ould ould ould ould ould ould ould ould ould ould ould ould ould ould ould ould ould ould ould ould ould jodlo fywa jodlo fywa jodlo fywa avyf fywa avyf fywa avyf fywa avyf fywa avyf fywa avyf fywa avyf fywa avyf fywa avyf fywa avyf fywa avyf fywa avyf fywa avyf

Tarefa 1.4. Escrever o texto do exercício, voltando as mãos à posição inicial

wa ool

aaaooo aaooao oaaoo aoaoa ooaoa ao oao aoaoa ao вввbooo ввoово вoooв oввooo вова ллвввввв ллв вллвв лвлвл влвл влвл влвл вал вал вал влвл вал влвлл алл алл алл алл алл алл алал алалл алл алл алл алл ала. lalla alla alla alla allo lava lvlv vova oolol lololol lolo lolo vol

fy j

ыыыддд ыыдыд дыыддд ыдыды ддыды ад два вода воды ыддыы дыдыд ода вола вдова выводы доводы лады дылда фффддд ффдфд дффдд фдфдф дфдф фа даф фдффд фдфдф фал фол лафа фалды жжжддд zhjddfdf zhjf zhjf zhjf zhjf zhjf zhjf zhjf zhjf zhjf zhjf zhjf zhjf zhjf zhjf zhjf zhjf zhjf zhjf zhjf zhjf zhjf zhjf zhjf zhjf zhjf zhjf zhjf zhjf zhjf zhjf zhjf zhjf zhjf zhjf zhjf zhjf zhjf zhjfфыф ыыфыф дыф фалды ддждж жддж жажджа двввожды джджд жжджд ждал додж фдфыж дды ыффж фжыыд ад ода два дылыда выжал доводы фол вожжа жало ждал додж жажда фа лыжа выжал выводы фалды ложа вдова ждала лафы дважды

mi ti

мммттт ммтмт тммтт мтмтм ттмтм вот вам мыло мттммт тмтмт латы фото флот фата лом том атом там мат мото жмот ииииттт иитит тиитт итити ттити идти тиф итиит титит вита фитиль лифт ломти таити ььиии ььиьи иььии иьиьи ииьиь лить вить ьиььи иьиьи доить жить мылить жалить mmmmyyyyyyyyyyyyyyyyyyyyyyyyyyyyyyyyyyyyyyyyyyyyyyyyyyyyyy yyyyyyyyyyyyyyyyyyyyyyyyyyyyyyyyyyyyyyyyyyyyyyyyyyyyyyyyyy тьтьт ььтьт вымыть толь выжить молоть итимь тмььи титм мтииь мьмит ьитмь вылить молоть молитва выжить дымить фитиль фильм тьма ломать.

Formulário de comunicação:

Durante a realização de trabalhos práticos, é necessário

- Anotar o número e o tema da aula.
- Escrever a tarefa.
- Descrever pormenorizadamente a execução do trabalho.
- Responder às perguntas de controlo.

Questões de supervisão:

1. Descrever o procedimento para ligar o computador.
2. Como é que o sistema operativo arranca?
3. O que aparece no ecrã do monitor após o arranque do sistema operativo?
4. Como é que visualizo o menu principal?
5. O que está incluído na secção obrigatória do menu principal?
6. O que sabe sobre a secção arbitrária do menu principal?
7. O que é um campo de trabalho?
8. Que ícones estão localizados no espaço de trabalho?
9. Como é que inicio o programa Notepad?
10. Como é que ligo o teclado numérico?
11. O que acontece no teclado depois de o teclado numérico ser ativado?
12. Que tecla devo premir para mover o cursor para uma nova página no Notepad?
13. Como é que mudo a disposição do teclado para inglês?
14. Que tecla deve ser premida para ativar o modo de capitalização fixa?
15. O que acontece quando se prime a combinação de teclas CTRL+END, CTRL+HOME?
16. Descrever o procedimento para desligar o computador.

Leitura recomendada: 1.1,1.2, 2.2.

Trabalho prático n.º 2

ORGANIZAR O TRABALHO NO AMBIENTE WINDOWS. CRIAR E APAGAR ATALHOS

Objetivo da aula. Estudar a tecnologia de organização do trabalho no ambiente Windows.
Criar atalhos, trabalhar com a Reciclagem.
Tipo de trabalho: frontal
Prazo de execução: 2 horas
Equipamento: PC, Microsoft Office
O mapa cronológico da aula é de 80 minutos.
Parte organizacional: limpeza das instalações, equipamento, condições sanitárias e de higiene
condições higiénicas.
A participação dos alunos é de 2 minutos.
Avaliação dos conhecimentos dos alunos: breve resumo do curso, perguntas e respostas com os alunos - 10 minutos.
Definir um novo tema - 20 minutos.
Determinação e consolidação do nível de domínio da matéria - 35 minutos.
Perguntas do teste - 10 minutos.
Trabalho de casa - 3 minutos.
Requisitos de trabalho prático:
1. responder às questões teóricas
2. organizar as tarefas no caderno de actividades práticas

Material teórico

A janela em que o utilizador está atualmente a trabalhar é designada *por janela ativa.* A janela ativa é colocada em primeiro plano, por cima das outras janelas. Qualquer comando refere-se à janela ativa, que funciona em modo prioritário.

Ao agarrar e mover a margem da janela com o rato, pode redimensionar a janela. Ao agarrar o título da janela com o rato, pode mover a janela. A barra de ferramentas é um elemento opcional da janela, que contém ícones e botões destinados a um acesso rápido aos comandos mais frequentemente utilizados. Pode adicionar uma barra de ferramentas a partir do menu *Ver*, utilizando o comando *Barra de ferramentas.*

As barras de deslocamento à direita e na parte inferior da janela permitem-lhe deslocar-se vertical e horizontalmente quando os limites da janela não lhe permitem ver todo o conteúdo da janela.

Quando se trabalha com várias janelas, a forma mais fácil de mudar para outra janela é clicar na parte visível da janela. Se as janelas estiverem expandidas para todo o ecrã, pode mudar para outra janela através de um dos seguintes métodos: clicando no botão com o nome da janela na barra de tarefas ou pressionando as teclas [Alt] e [Tab] (uma janela com ícones de programas em execução será aberta no meio do ecrã; sem soltar a tecla [Alt], pressione a tecla [Tab]).

Para alterar a largura da janela, mova o ponteiro do rato para o lado vertical da janela.

O ponteiro do rato terá o aspeto de uma seta horizontal de duas pontas. Arraste a borda da janela horizontalmente para o lado e a janela encolherá.
Para alterar a altura da janela, mova o ponteiro do rato para os lados superior ou inferior da janela, e o cursor terá o aspeto de uma seta vertical de duas pontas. Arraste a borda da janela e as dimensões da janela mudarão em altura.
Para alterar simultaneamente a altura e a largura da janela, mova o cursor para o canto da janela - o ponteiro do rato transforma-se numa seta diagonal de duas pontas. Ao arrastar a moldura da janela na diagonal, está a reduzir o tamanho da janela.
Para organizar, clique com o botão direito do rato na parte livre da barra de tarefas (onde se encontra o botão Iniciar) e selecione o comando Janelas *em cascata* no menu de contexto, de modo a que apenas os títulos das janelas fiquem visíveis. Para ver o conteúdo de todas as janelas abertas ao mesmo tempo, selecione o comando Janelas *de cima para baixo* ou *Janelas da esquerda para a direita.*
Para criar um atalho, coloque o cursor num espaço vazio do ambiente de trabalho e clique com o botão direito do rato (clique com o botão direito). No menu de contexto que aparece, selecione o comando *Criar/Etiqueta.* Numa instalação padrão, o caminho completo para o ficheiro do iniciador do MS Word é C:/Arquivos de Programas/ Microsoft Office/ Office 11/ WinWord.exe.
A Reciclagem está localizada no ambiente de trabalho e destina-se ao armazenamento temporário de ficheiros eliminados. Permite-lhe recuperar ficheiros apagados por engano. Os ficheiros apagados de disquetes não são colocados na Reciclagem. Limpar a *Reciclagem* elimina ficheiros e liberta memória no seu computador. Antes de desfragmentar o disco, apenas programas especiais podem recuperar ficheiros.
Para recuperar ficheiros apagados da Reciclagem, selecione o nome do objeto a recuperar e escolha o comando *Recuperar* no menu *Ficheiro.* Se precisar de recuperar vários objectos, selecione os seus nomes enquanto mantém premida a tecla [Ctrl].
Todos os objectos são eliminados da *Reciclagem utilizando o* comando *Ficheiro/Esvaziar Reciclagem.*
O Explorer é uma ferramenta de software que permite o acesso a recursos locais e de rede. O objetivo do Explorer é apresentar o conteúdo das pastas; abrir, copiar, mover, apagar, renomear pastas e ficheiros; lançar programas; apresentar o conteúdo da árvore de pastas no ecrã. Para o abrir, clique com o botão direito do rato no botão Iniciar / Explorador ou selecione Iniciar / Programas / Standard / Explorador.
Tarefa 2.1. Repete o exercício que fizeste na sessão prática 1. Para isso, execute o atalho Baby Type (20 min.) Tarefa 2.2. Operações com janelas no ambiente Windows Ordem de trabalho 1. Ligar o computador. Aguarde até que o sistema operativo Windows termine de carregar. *2.* No ambiente de trabalho, faça duplo clique no atalho *O meu computador* para abrir duas janelas em sequência: *O meu computador* e *C: Drive.*
Repare que aparecem dois botões correspondentes a estas janelas na barra de tarefas. 3. Examine os principais elementos da janela. Localize os seguintes elementos da janela no ecrã: - bordas - molduras que limitam a janela em quatro lados, barra de

título localizada sob a borda superior da janela. - botões de controlo da janela - *Recolher, Restaurar, Fechar* (no lado direito da barra de título); - barra de menu localizada por baixo da barra de título. O menu dá acesso ao conjunto básico de comandos; - a barra de ferramentas (botões de operações básicas). 4. Active a janela *O Meu Computador* e explore o processo de minimização/desmaterialização de janelas. Expanda a janela para o ecrã inteiro utilizando o botão *Expandir - a* janela aumentará de tamanho e ocupará toda a área de trabalho. O botão Expandir transforma-se num botão *Restaurar* com dois quadrados sobrepostos. Ao clicar no botão *Restaurar*, a janela volta ao seu aspeto anterior. 5. Movendo as janelas (atrás do cabeçalho da janela) e alterando as dimensões lineares das janelas (vertical e horizontal), organize as janelas sequencialmente em cinco variantes, de acordo com a amostra (Fig. 2.1).

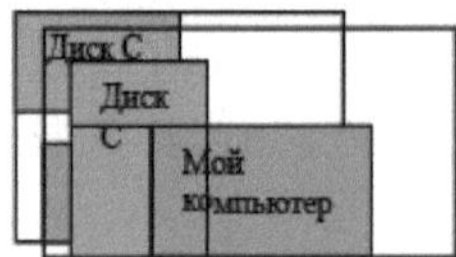

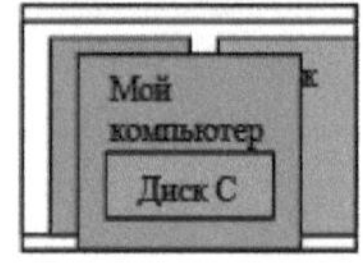

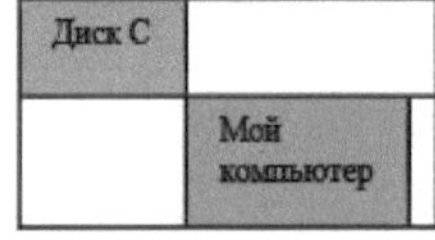

Fig. 2.1. Variantes da disposição das janelas no ecrã do monitor

6. Organize as janelas no ecrã.

7. Feche as janelas *O meu computador* e *Unidade C:* (menu *Ficheiro,* comando *Fechar*, premindo simultaneamente as teclas [Alt]+[F4] ou clicando no botão Fechar janela*).*

Tarefa 2.3. Criar atalhos

Ordem de trabalho

1. Crie um atalho para o editor de texto Microsoft Word no ambiente de trabalho. (Figura 2.2).

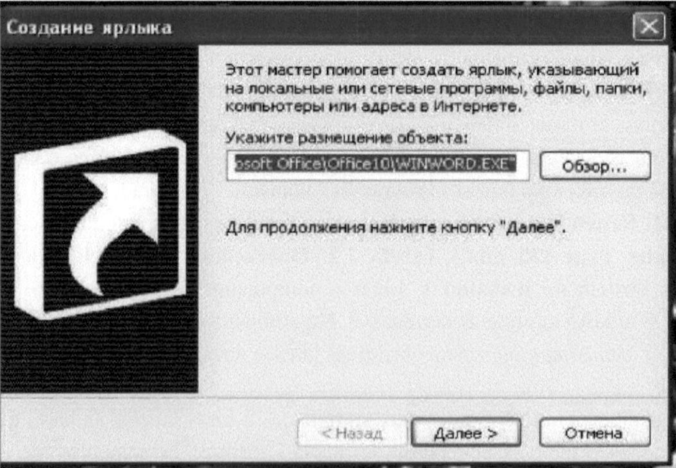

Fig. 2.2. Criar um atalho

2. Na linha de comando da janela *Criar Atalho*, introduza o caminho para o ficheiro de lançamento do programa Microsoft Word - WinWord.exe. Pode utilizar o botão *Procurar*. Clique no botão *Next (Seguinte)* para continuar.

3. A janela seguinte pede-lhe que selecione o nome do programa como nome do atalho ou que o substitua por outro nome. Deixar o nome sugerido. Clique no botão *Concluído*. O atalho do MS Word aparece no ambiente de trabalho.

4) Alterar o aspeto do atalho criado. Clicando com o botão direito do rato sobre o atalho (criptograma) do programa Word, chame a janela *Propriedades do atalho* (Fig. 2.3).

Altere o criptograma. Para tal, vá ao separador *Etiqueta e* clique no botão *Alterar ícone*. Selecione o seu tipo de ícone de atalho preferido e confirme a sua escolha.

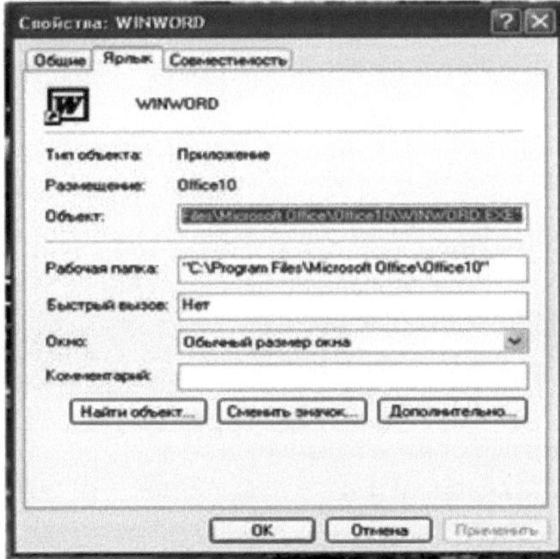

Fig. 2.3 Janela de propriedades do atalho

Altere o criptograma. Para tal, vá ao separador *Etiqueta e* clique no botão *Alterar ícone*. Selecione o seu tipo de ícone de atalho preferido e confirme a sua escolha.

5. Elimine o atalho que criou para a Reciclagem arrastando o atalho para o ícone *da* Reciclagem com o rato.

Tarefa 2.4. Tecnologia de trabalho com a janela "Cesto".

Ordem de trabalho

1. Abra a janela *Lixeira* e veja o seu conteúdo.

Para o fazer, faça duplo clique no ícone *da* Reciclagem no ambiente de trabalho. No menu *Exibir*, defina o comando *Tabela* (Fig. 2.4). Examine as propriedades do atalho eliminado - tipo, tamanho, data de eliminação.

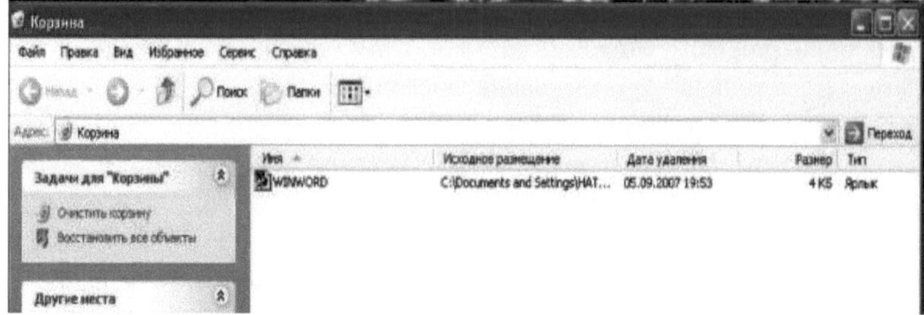

Fig 2.4. Janela do cesto

2. Restaurar o atalho eliminado para o ambiente de trabalho.
3. Efetuar uma limpeza completa da Reciclagem. Chame as propriedades da *Reciclagem* clicando com o botão direito do rato no respetivo ícone e selecione (clique com o botão esquerdo do rato) o comando *Limpar Reciclagem* no menu de contexto que se abre.
4. Alterar o tamanho da *Lixeira.* Depois de clicar com o botão direito do rato no ícone *da Reciclagem*, selecione o comando *Propriedades*. Na janela que se abre, defina o controlo de deslize para
divisão correspondente - 10% da capacidade do disco (Fig. 2.5).

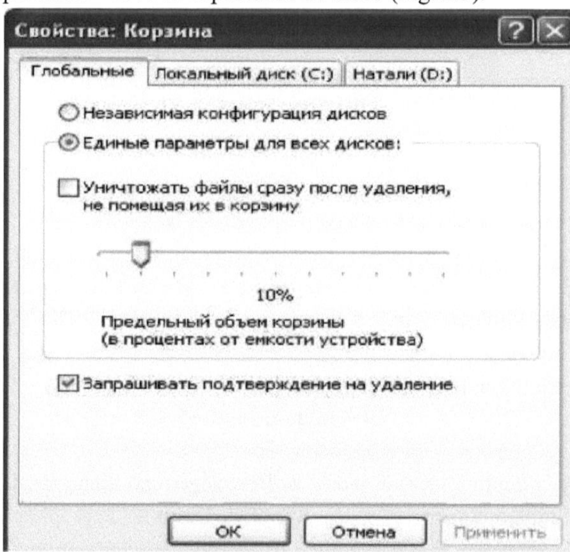

Figura 2.5. Alteração da capacidade do cesto

Tarefa adicional

Tarefa 2.5. Criar um atalho no ambiente de trabalho para o programa MS Office Excel (C:/Programas/Microsoft office/Office 11/excel.exe)

Verifique se o programa que selecionou tem um ícone de criptograma diferente.
Alterar a vista do atalho. Eliminar o atalho para o *Lixo. Restaurar o atalho.*

Tarefa 2.6. Iniciar o editor de texto Notepad a partir do programa Explorer.

Tarefa 2.7. Cria um documento "Freshers' debut" com o seguinte texto:

Caros caloiros!

Está convidado a participar na festa de estreia dos caloiros!

Que terá lugar no dia 27 de setembro de 2011, às 15h00, no auditório do IPTI.

Estamos ansiosos por o ver!

Tarefa 2.8.Guardar o documento com o nome "Freshers' Debut" na pasta My Documents/ ETET-11-9-1/ Ivanov

Tarefa 2.9.

1. **Copiar o ficheiro de texto do Explorer para o ambiente de trabalho**
2. **Inicie o programa Explorer e abra a pasta Os meus documentos**
3. **Mudar o nome do ficheiro "Freshman Debut" para o ficheiro "Invitation" utilizando o menu de contexto.**

Formulário de comunicação:

Durante a realização de trabalhos práticos, é necessário

- Anotar o número e o tema da aula.
- Escrever a tarefa.
- Descrever pormenorizadamente a execução do trabalho.
- Responder às perguntas de controlo.

Questões de supervisão:

1. Que janela é designada por janela ativa?
2. Como é que a janela ativa é posicionada no espaço de trabalho?
3. Como é que posso alterar o tamanho da janela?
4. Como é que se move uma janela?
5. Como é que adiciono uma barra de ferramentas da janela?
6. Como é que se passa de uma janela para outra?
7. O que tenho de fazer para organizar as janelas?
8. Descrever o procedimento para criar um atalho.
9. O que é um cesto?
10. O que acontece depois de eliminar ficheiros da Reciclagem?
11. Os ficheiros eliminados das disquetes são colocados no caixote da reciclagem?
12. Que formas conhece para recuperar ficheiros eliminados da Reciclagem?
13. Como posso limpar o meu cesto de compras?
14. O que é um condutor?

Leitura recomendada: 1.1,1.2, 2.2.

Trabalho prático n.º 3

PERSONALIZAR A INTERFACE DE UTILIZADOR DO WINDOWS. JANELA "O MEU COMPUTADOR". NOÇÕES BÁSICAS DE TRATAMENTO GRÁFICO DE IMAGENS

Objetivo da aula. Formação de competências de configuração do sistema operativo, interface do utilizador, parâmetros de trabalho, estudo dos métodos de criação e tratamento de imagens gráficas através de programas normalizados.

Tipo de trabalho: frontal

Prazo de execução: 2 horas

Equipamento: PC, Tinta

O mapa cronológico da aula é de 80 minutos.

Parte organizacional: limpeza das instalações, equipamento, condições sanitárias e de higiene.

A participação dos alunos é de 2 minutos.

Avaliação dos conhecimentos dos alunos: breve resumo do curso, perguntas e respostas com os alunos - 10 minutos.

Definir um novo tema - 20 minutos.

Determinação e consolidação do nível de domínio da matéria - 35 minutos.

Perguntas do teste - 10 minutos.

Trabalho de casa - 3 minutos.

Requisitos de trabalho prático:

1. responder às questões teóricas
2. organizar as tarefas no caderno de actividades práticas

Material teórico

O Painel de Controlo permite-lhe personalizar o aspeto do seu computador, instalar e desinstalar programas, configurar ligações de rede e contas de utilizador.

Clicar duas vezes no ícone *Data/Hora* no painel de controlo abre uma janela para definir os parâmetros de data e hora. O mesmo pode ser feito com um duplo clique no ícone do indicador de hora na barra de tarefas. A data e a hora definidas no relógio do sistema do computador são registadas quando se termina de trabalhar com um documento e ajudam a encontrar a última versão do ficheiro.

A janela de propriedades do ecrã contém vários separadores: *Fundo,* Proteção de ecrã, *Aparência, Definições.* O separador Fundo permite-lhe decorar a parte do ambiente de trabalho que não tem janelas nem ícones com um padrão de fundo ou imagens (papel de parede) do papel de parede disponível.

O interrutor Colocar na posição Centro coloca o desenho no centro do ecrã. *O interrutor Colocar* na *posição Centro* coloca o desenho no centro do ecrã, na posição *Multiplicar* repete o desenho repetidamente em toda a área de trabalho. O protetor de ecrã (screen saver) é selecionado a partir da lista de protecções de ecrã. O tempo de inatividade do computador, após o qual a proteção de ecrã aparece, é definido em minutos na lista *Intervalo*.

O Meu Computador é um programa universal que permite um acesso rápido aos recursos do computador local, à unidade de rede, a vários dispositivos (impressora, discos) e à respectiva configuração. A ativação do ícone O meu computador abre uma janela com ícones correspondentes aos recursos locais ou de rede do seu computador. Para copiar um ficheiro, selecione-o e escolha *Copiar* no menu *Editar*. Para colar um ficheiro copiado, coloque o cursor no local de colagem (realce a sua pasta) e selecione *Colar* no menu *Editar*. Para eliminar uma pasta, pode clicar com o botão direito do rato no botão do menu do sistema da pasta do autocarro.

Tarefa 3.1. Utilizar o Painel de Controlo do Windows para configurar definições

Ordem de trabalho

1. Abrir o Painel de Controlo (Fig.3.1). Formas de abrir o *Painel de Controlo:*

- abra a pasta O meu computador e clique em *Painel de controlo;*
- clique no botão *Iniciar* e selecione *Configuração/Painel de Controlo* no menu principal.

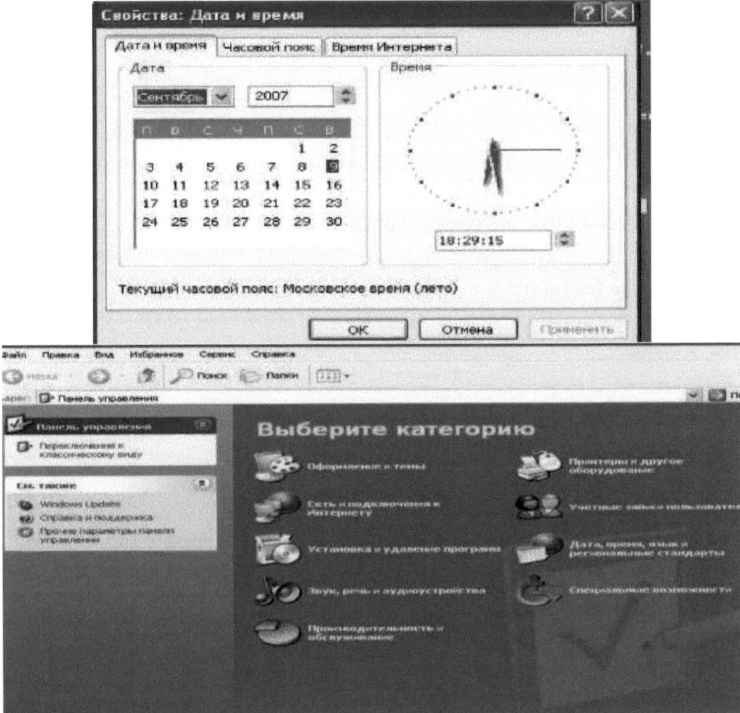

Fig.3.1 Painel de controlo

2. Defina a data e a hora actuais do relógio do sistema do computador no momento do exercício, bem como o nosso fuso horário (Fig. 3.2).

Fig.3.2 Definir a data, a hora e o fuso horário

3. Na janela da pasta "Teclado" (clique no ícone *Teclado* do Painel de Controlo), no

separador *Velocidade*, defina a velocidade de repetição e de oscilação do cursor, bem como o intervalo antes do início da repetição e do carácter (Fig. 3.3).

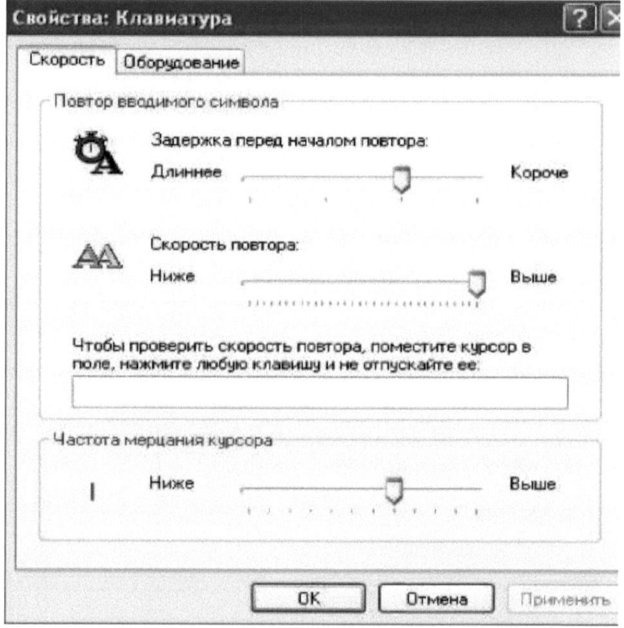

Fig.3.3 Definir a velocidade de repetição e de cintilação do cursor

4. Na janela *Rato* (separador *Botões do Rato),* defina a configuração "para destros" (ou "para canhotos", se for canhoto) e defina a velocidade ideal para fazer duplo clique nos botões do rato (pode verificá-la clicando na área de teste) (Fig. 3.4).

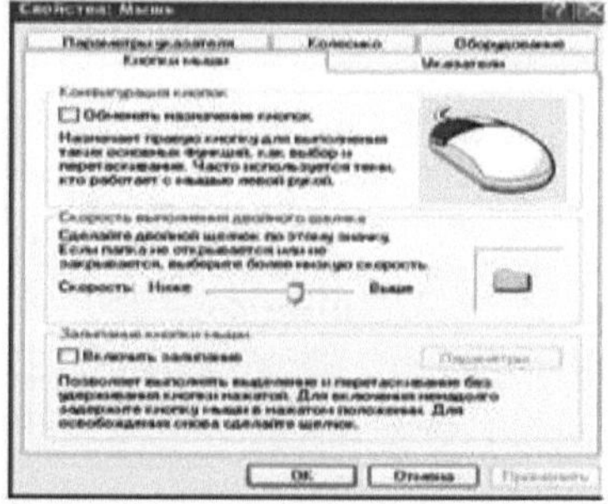

Fig. 3.4. Definir as propriedades do rato do computador

No separador Opções do ponteiro, selecione *Mover e* defina um rasto atrás do ponteiro do rato. Note como o rasto segue o ponteiro do rato.

Nota: As definições do rato e do teclado em alguns computadores, dependendo do tipo de design, podem estar localizadas no *Painel de Controlo*, na pasta *Impressoras e outro hardware*. 5. Configurar o ecrã. Abra a caixa de diálogo *Propriedades: Ecrã* fazendo duplo clique no ícone *Ecrã* no Painel de Controlo ou clicando com o botão direito do rato depois de colocar o ponteiro numa superfície livre da área de trabalho. 6. Defina o fundo que desejar. 7. Defina o protetor de ecrã que desejar e defina o intervalo para 5 minutos. 8. No separador *Design*, selecione o seu design preferido a partir da lista de esquemas padrão criados por designers (Fig. 3.5).

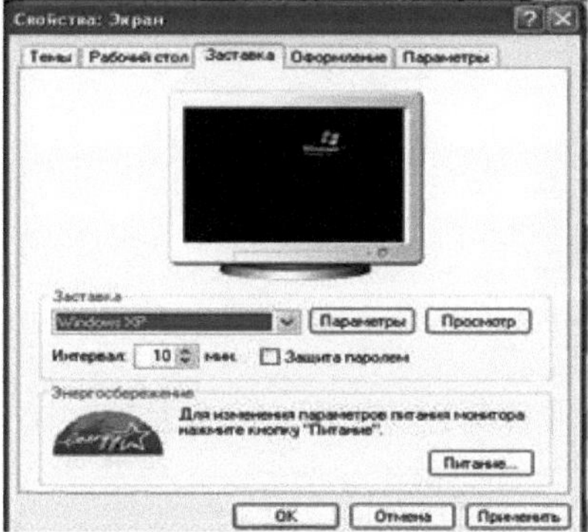

Fig. 3.5. Seleção do desenho do ecrã

Tarefa 3.2. Definir o estilo de visualização do conteúdo da pasta

Ordem de trabalho

1. Abra a janela *O meu computador*. Defina o estilo de visualização *para Ícones grandes (Ver/Icones).* Utilize o menu *Ver* para definir os estilos de visualização *Ícones, Lista, Tabela, um a um.* Note a diferença entre os estilos de visualização do conteúdo da pasta.
2. Ordenar o conteúdo da pasta O meu computador. Para ordenar em estilo de visualização tabular, clique nos títulos: *Nome, Tipo, Tamanho completo, Livre.* Note que se clicar novamente num título, o parâmetro será ordenado pela ordem inversa.
3. Para ordenar noutros estilos (estilos que não sejam de tabela), execute o comando *Organizar ícones* no menu *Ver* e defina a chave de ordenação (por nome, tipo de ficheiro, tamanho ou data).

Tarefa 3.3. Copiar, mover e apagar ficheiros (pastas) na janela O meu computador

Ordem de trabalho

1. Crie uma nova pasta na unidade C:. Para tal, selecione o ícone da pasta C: na janela *O meu computador* e active-o fazendo duplo clique. Selecione *Ficheiro/Criar/Pasta,* dê um nome à pasta (utilize o seu apelido como nome da pasta) e prima [Enter].

Nota. Se pretender criar uma nova pasta dentro de outra pasta, comece por selecionar a pasta com o rato e, em seguida, crie a nova pasta.

2. Na unidade C:, encontre o ficheiro mais pequeno por tamanho. Para o fazer, na janela da unidade C:, defina o estilo de visualização tabular *(Ver/Tabela)* e ordene os ficheiros por tamanho.
3. Copie o maior ficheiro que encontrou para a sua pasta utilizando os comandos *Editar/Copiar* e *Editar/Colar.*

4. Procure no disco C: todos os ficheiros com a extensão ehe. Para procurar, abra a janela Procurar *(Procurar),* defina a máscara de procura *.ehe e a área de procura - disco C: (Fig. 3.6), depois clique no botão *Procurar.*

Nota. Se introduzir uma palavra-chave no nome do documento, todos os documentos com esta palavra no nome serão encontrados.

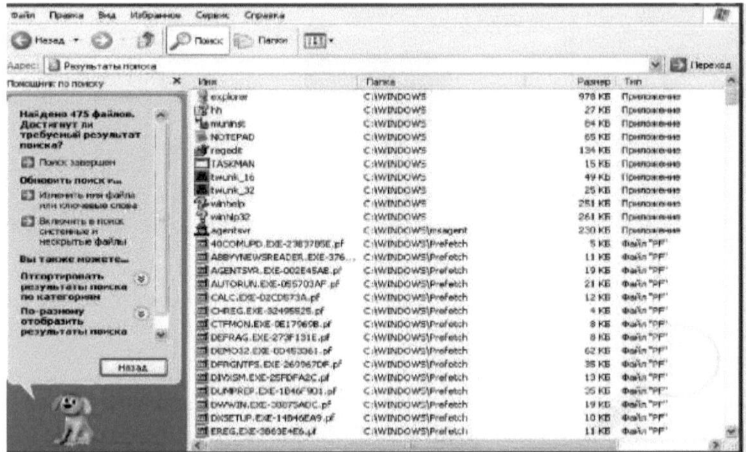

Fig.3.6 Procurar ficheiros com a extensão *.ehe na unidade C:

5. Procure na unidade C: todos os ficheiros com a extensão .doc. Para pesquisar, abra a janela de pesquisa *(Ficheiro/Encontrar),* especifique a máscara de pesquisa *.doc e a área de pesquisa - disco C:.

6. Copie quatro dos ficheiros encontrados para a sua pasta.

7. Crie um atalho para a sua pasta na unidade C:. Para o fazer, coloque o cursor na pasta e utilize o comando *Ficheiro/Criar Atalho.*

8. Copie o atalho da pasta para o ambiente de trabalho, arrastando-o e largando-o da janela da unidade C: enquanto mantém premida a tecla [Ctrl].

9. Depois de o professor ter verificado o seu trabalho, apague a pasta e o respetivo atalho. Para apagar uma pasta, um ficheiro ou um atalho, selecione o ícone com o rato e utilize o comando *Ficheiro/Eliminar.*

Tarefa 3.4. Abrir a pasta da Reciclagem, localizar o atalho e a pasta eliminados e recuperá-los

Tarefa 3.5. No separador *Mover* da janela *Rato*, remova o laço atrás do ponteiro do rato

Tarefa 3.6. Restaurar as definições de ecrã predefinidas

Tarefa 3.7. Estudar a interface da aplicação Paint

Ordem de trabalho

1. Lançar o editor gráfico incorporado - o programa Paint padrão *(1StartProgramsStandardPaint).* Expanda a janela da aplicação para o ecrã inteiro.

2. Estudar o aspeto da janela do Paint. Comece por rever os elementos comuns a todos os programas Windows: barra de título, botões do menu do sistema, botões de controlo da janela - *Recolher, Restaurar, Fechar.*

3. Examine os botões *da barra de ferramentas.* Se a barra de ferramentas não estiver no ecrã, abra-a com o comando *View/Toolbar.* Selecione cada ferramenta com o rato e mova o ponteiro do rato para a área de trabalho. Repare como o aspeto do ponteiro do rato muda.

Explorar a *paleta de cores.* Se a paleta de cores não estiver no ecrã, chame-a com o comando *Ver/Paleta* (Fig. 3.7). Encontre a área onde a cor atual é apresentada. Note que a cor atual (quadrado superior) é selecionada na paleta de cores com o botão esquerdo do rato, e a cor de fundo (quadrado inferior) é selecionada com o botão direito do rato.

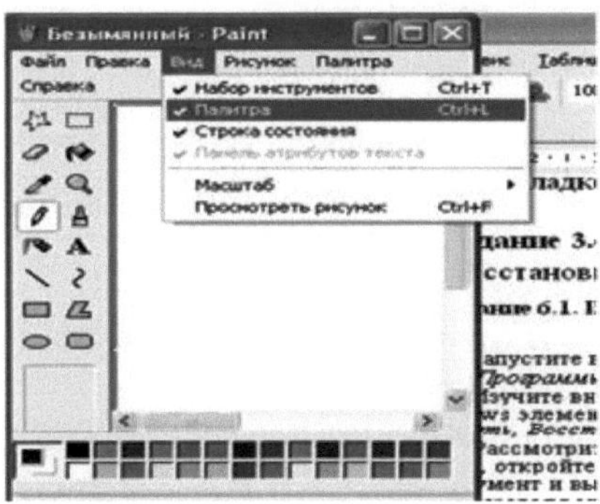

Fig. 3.7. Janela da aplicação de pintura

Tarefa 3.8. Estudar as técnicas de criação de desenhos no Paint Procedimento 1. Depois de escolher a forma de uma figura geométrica (retângulo), desenha vários rectângulos com preenchimentos de fundo multicoloridos (Fig. 3.8).

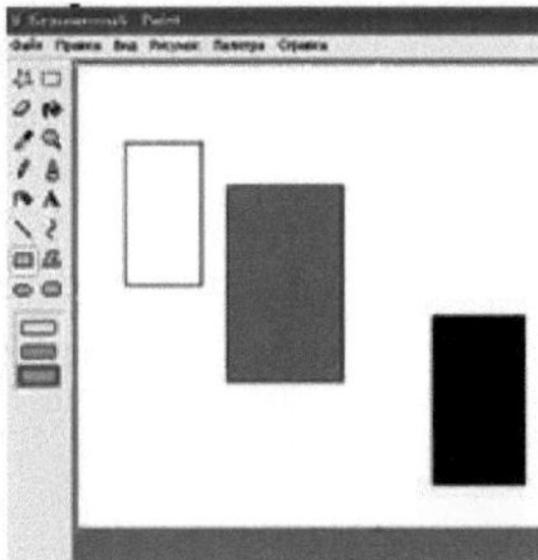

Fig.3.8 Criação de figuras geométricas com enchimento

Por baixo do conjunto de ferramentas, existem opções para selecionar o tipo de forma, a superior especifica um retângulo de contorno de cor de contorno, a do meio - um retângulo colorido (cor de contorno - atual, cor de preenchimento - fundo), a inferior - o "interior" do retângulo sem uma linha de contorno (cor de fundo). Selecione a cor do contorno da forma clicando com o botão esquerdo do rato na paleta (preto), a cor de fundo clicando com o botão direito do rato (branco, azul, preto).

Guarde o desenho na sua pasta com o nome "Desenho de exemplo 1". 2. Utilizando as opções da barra de ferramentas, desenhe uma chávena de café com leite (Figura 3.9).

Para colorir a bebida na chávena, crie uma nova cor - "café com leite".

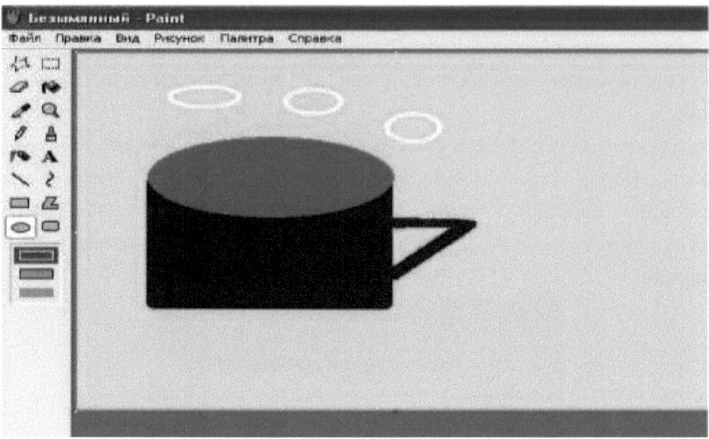

Figura 3. 9. Criar um desenho com o Paint

3. Para criar uma nova cor (café com leite) na paleta, selecione o comando *Paleta/Modificar Paleta (Figura 3.10).* Na parte superior da caixa de diálogo, encontra-se a *paleta de cores Base.* Para definir uma nova cor, selecione a cor mais próxima da paleta de base e clique no botão *Definir cor*; a matriz de definição da cor do arco-íris abre-se no lado direito da janela (Fig. 3.11). Selecione qualquer nó no lado direito da matriz de cores com o rato e ajuste o brilho usando a barra no lado direito da matriz (mova o rato). Quando estiver satisfeito com a nova cor, clique no botão *Adicionar ao conjunto*, e a nova cor será adicionada à paleta de cores adicional.

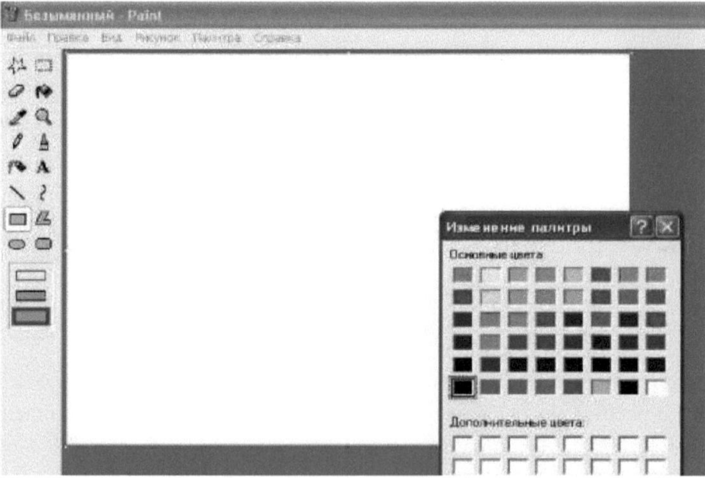

Fig. 3.10. Cores de base e cores adicionais da paleta

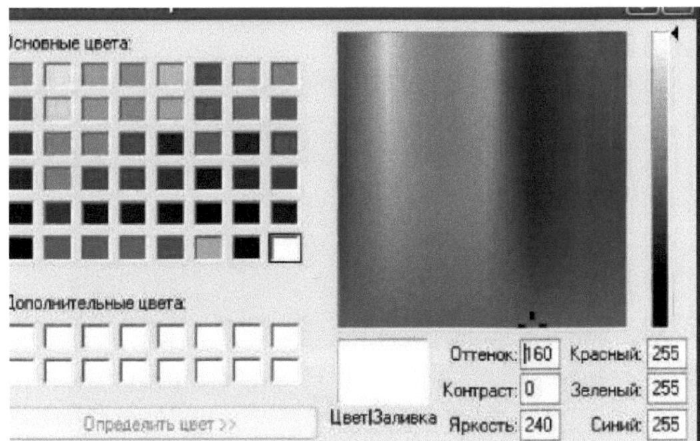

Fig. 3.11. Criar uma nova cor adicional

Guarde o desenho criado na sua pasta com o nome "Desenho de exemplo 2".

4. Num fundo multicolorido, desenha três círculos coloridos regulares. Não te esqueças que, ao premires a tecla Shift, podes desenhar as formas geométricas corretas.

5. Copie os três círculos. Para copiar, selecione o fragmento de desenho *com a* ferramenta *Seleção.* Clique no botão *Seleção* do conjunto de ferramentas e estique um retângulo pontilhado à volta do fragmento selecionado com o rato. Após a seleção, utilize os comandos *Editar/Copiar* e *Editar/Colar* (Figura 3.12).

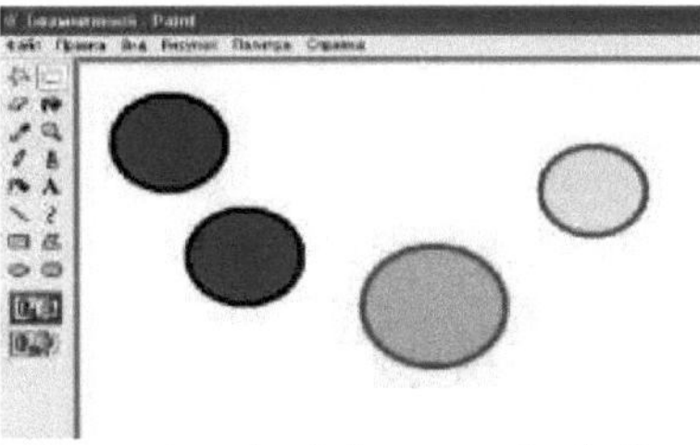

Fig. 3.12. Demonstração das opções de cópia e rotação de fragmentos

6. Rode o fragmento do desenho. Selecione o fragmento *com o* botão *Seleção e* rode-o com o comando *Refletir/Rotar* do menu *Desenho.*

7. Introduzir o texto "Copiar e rodar desenhos" com a ferramenta *Inscrição.*

8. Guarde o desenho na sua pasta com o nome "Desenho de exemplo 3".

Tarefa 3.9. Inserir desenhos no Paint a partir de um ficheiro

Ordem de trabalho

1. Cole a sua imagem existente a partir de um ficheiro (pode colar uma imagem da pasta do Windows) utilizando o comando *Editar/Colar de um* ficheiro (especifique o tipo de ficheiro - desenho de pontos *.bmp) (Fig. 3.13).

2. Introduza o texto aqui. Para o fazer, clique na letra A na barra de ferramentas.

Pode alterar o tipo de letra, o tamanho, etc. Para tal, active o painel de atributos de texto (*Ver/Painel de atributos de texto*).

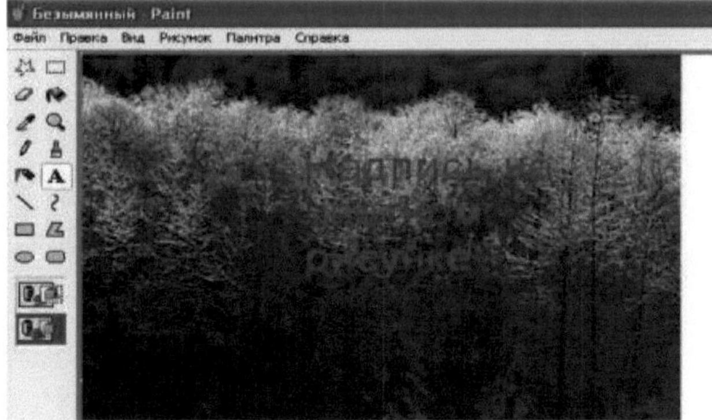

Fig. 3.13. Exemplo de introdução de texto num desenho colorido

Formulário de comunicação:

Durante a realização de trabalhos práticos, é necessário

- Anotar o número e o tema da aula.
- Escrever a tarefa.
- Descrever pormenorizadamente a execução do trabalho.
- Responder às perguntas de controlo.

Questões de controlo:

1. Qual é a finalidade do Painel de Controlo?
2. Como é que altero a data e a hora?
3. Como posso alterar o fundo, o protetor de ecrã e o aspeto do ambiente de trabalho?
4. O que acontece depois de ativar o ícone O meu computador?
5. Como posso copiar os ficheiros e pastas de que necessito?
6. Que métodos de eliminação de ficheiros e pastas conhece?
7. Como posso alterar a atribuição do botão do rato para utilizadores esquerdinos e destros?
8. Como posso alterar a taxa de repetição de um carácter de teclado introduzido?
9. Como é que se cria uma pasta na localização pretendida no disco?
10. Como pode encontrar o ficheiro de que necessita?
11. Para que é utilizado o programa Paint?
12. Como é que adiciono uma nova cor à paleta de cores?
13. Como é que se desenha uma figura geométrica exacta?
14. Como posso colar uma imagem de um ficheiro?
15. Como é que se faz uma inscrição num desenho?
16. Como é que um desenho pode ser espelhado no programa Paint?
17. **Leitura recomendada:** 1.1,1.2, 2.2.

Trabalho prático n.º 4

COLOCAÇÃO, RECUPERAÇÃO E ARMAZENAMENTO DE INFORMAÇÕES. PROTECÇÃO ANTIVÍRUS. FORMATAÇÃO DE DISQUETES. ARQUIVAMENTO DE FICHEIROS. TRABALHAR COM CARTÕES FLASH

Objetivo da aula. Estudar a tecnologia de organização do trabalho com informação em ambiente Windows. Pesquisar, guardar informações, verificar a pureza dos vírus. Formatação de disquetes. Arquivar ficheiros. Aprender a trabalhar com flash cards.

Tipo de trabalho: frontal

Prazo de execução: 2 horas

Equipamento: PC, disquete, cartão flash, Win Rar, Kaspersky Anti-Virus

O mapa cronológico da aula é de 80 minutos.

Parte organizacional: limpeza das instalações, equipamento, condições sanitárias e de higiene.

A participação dos alunos é de 2 minutos.

Avaliação dos conhecimentos dos alunos: breve resumo do curso, perguntas e respostas com os alunos - 10 minutos.

Definir um novo tema - 20 minutos.

Determinação e consolidação do nível de domínio da matéria - 35 minutos.

Perguntas do teste - 10 minutos.

Trabalho de casa - 3 minutos.

Requisitos de trabalho prático:

1. Responder às questões teóricas
2. Organizar as tarefas no caderno de actividades práticas

Material teórico

A desfragmentação é um programa que combina ficheiros e pastas fragmentados num disco de computador, após o que cada ficheiro ou pasta no volume ocupa um único espaço contínuo. Como resultado, os ficheiros e as pastas são acedidos de forma mais eficiente. Ao combinar partes individuais de ficheiros e pastas, o software de desfragmentação também combina o espaço livre no disco numa única unidade, tornando menos provável a fragmentação de novos ficheiros.

Quando a formatação estiver concluída, será apresentado um relatório dos resultados da formatação. Se existirem áreas defeituosas na disquete, ou seja, se a capacidade total do disco não corresponder à capacidade de memória disponível, é melhor não utilizar a disquete.

Na Rússia, os problemas de antivírus foram tratados profissionalmente durante muitos anos principalmente por duas empresas sérias: Dialog Science (programas: Aidstest, Doctor WEB, ADinf, Sheriff complex) e Kaspersky Lab (Kami, programas da série AVP).

Arquivar ficheiros é a criação de uma cópia de segurança dos ficheiros em caso de situações imprevistas e para reduzir o espaço no disco. **Tarefa 4.1. Localizar, procurar e copiar ficheiros/pastas**

Ordem de trabalho

1. Na sua pasta, crie três pastas: "Copiar", "Guardar", "Verificação de vírus".
2. Localize o ficheiro calc.exe correspondente ao programa "Calculadora" na unidade C:. Para procurar, abra a janela *Localizar* a partir do menu principal do Windows *(Iniciar/Encontrar/Arquivos e Pastas),* no separador *Nome e Localização*, na linha Nome, introduza o nome do ficheiro - calc.exe e selecione a área a procurar - a unidade C:, incluindo as subpastas. Utilize o botão *Procurar* para iniciar a pesquisa.
3. Criar um atalho para o programa "Calculadora" no ambiente de trabalho. Para isso, depois de encontrar o ficheiro "calc.exe", arraste o seu ícone da janela *Procurar* para a área de trabalho com a tecla [Ctrl] premida.
4. Copie o ficheiro calc.exe para a pasta Copy. Para copiar, coloque o cursor sobre o ficheiro e aplique o comando *Editar/Copiar*. Abra a janela *O meu computador,* depois a unidade C: Os meus documentos, a pasta do grupo e a sua pasta, a pasta Copiar. De seguida, utilize o comando *Editar/Colar.* O ficheiro calc.exe será copiado para a pasta "Copiar".
5. Localize ficheiros que comecem por ehr em todos os discos rígidos locais *(Iniciar/Encontrar/Arquivos e Pastas).* No separador *Nome e Localização*, na linha Nome, escreva ehr* (Fig. 4.1).

Selecione a área a pesquisar - discos rígidos locais, incluindo subpastas. Um asterisco (*) nos nomes de ficheiros e pastas substitui um grupo de caracteres aleatórios.

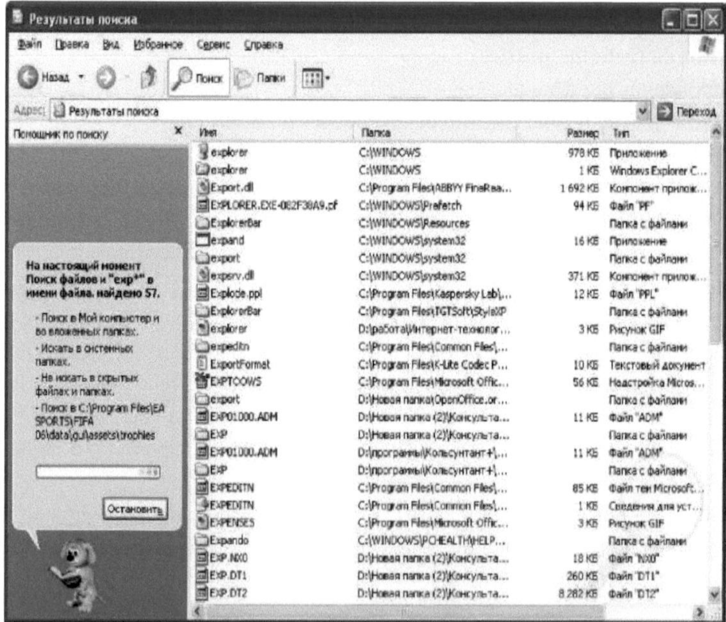

Fig. 4.1. Pesquisa de ficheiros que começam por ehr

6. Ordene os ficheiros por nome e selecione o grupo de ficheiros denominado explorador. Para ordenar ficheiros e pastas, defina a vista tabular da janela Localizar

(Ver/Tabela).

7. Abrir o programa "Explorer" e copiar os ficheiros selecionados para a pasta "Copiar". Para tal, selecione todos os ficheiros na janela Resultados da pesquisa utilizando o comando de menu Editar/Selecionar tudo. E copie os ficheiros.

8. Procurar todos os ficheiros modificados no último mês (separador *Iniciar/Encontrar/Arquivos e* Etiqueta"*/Data)* (Fig. 4.2). Registe o número de ficheiros encontrados no seu livro de trabalho.

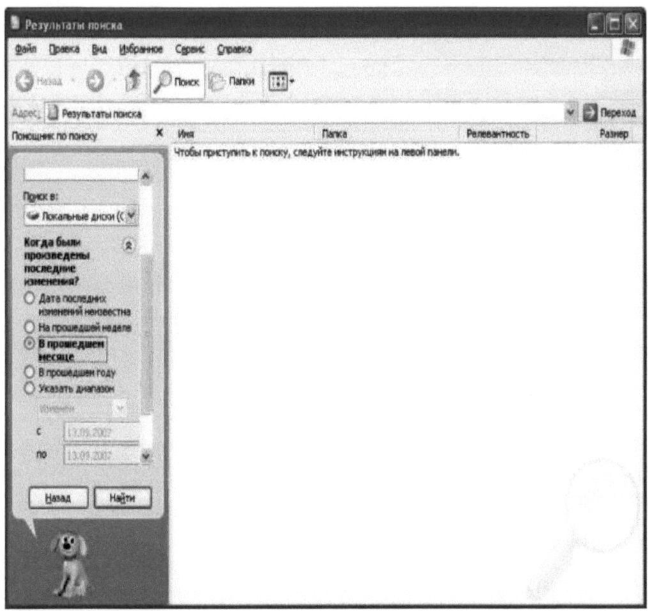

Fig.4.2 Procurar ficheiros e pastas modificados durante o último mês

Tarefa 4.2. Preparar as disquetes para o trabalho

Ordem de trabalho

Para preparar uma unidade de disquete de 3,5 polegadas (1,44 Mbyte) para funcionar, é necessário formatar a unidade de disquete.

1. Insira a disquete na unidade A:. Antes de formatar a disquete, certifique-se de que a janela de proteção contra escrita da disquete está fechada.

2. Abra a janela *O meu computador.*

3. Clique com o botão direito do rato no ícone *do Disc 3.5 (A:)* e selecione o comando *Format* (Fig. 4.3).

Nota. Tenha muito cuidado ao especificar um objeto de formato, porque o processo de formatação divide o disco e remove completamente a informação do mesmo.

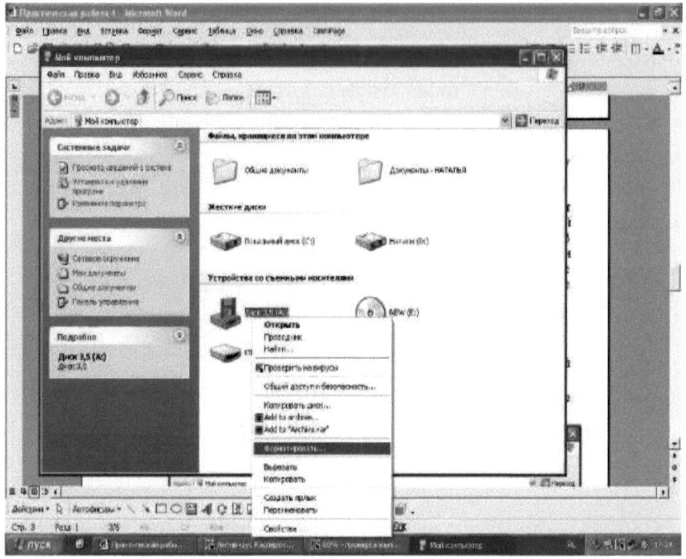

Fig. 4.3. Definir o comando de formato da disquete

4. Definir as opções de formatação para a unidade de disquete *Rápido* e clicar no botão *Iniciar*.

5. Se a abertura da disquete for lenta, deve efetuar o seguinte desfragmentar o disco. Para o fazer, clique com o botão direito do rato no ícone *Disco 3.5 (A)* e selecione *Propriedades/ separador Ferramentas/ Efetuar desfragmentação.* Também é possível efetuar uma verificação de erros na disquete.

Tarefa 4.3. Trabalhar com flash-card para trabalhar

Ordem de trabalho

1. Introduza o cartão flash num conetor da unidade de sistema com o tamanho correto (também designado por conetor USB).

2) Abra o Meu computador e verá que existe um novo dispositivo - por exemplo, KINGSTON (F:) (Fig.4.4).

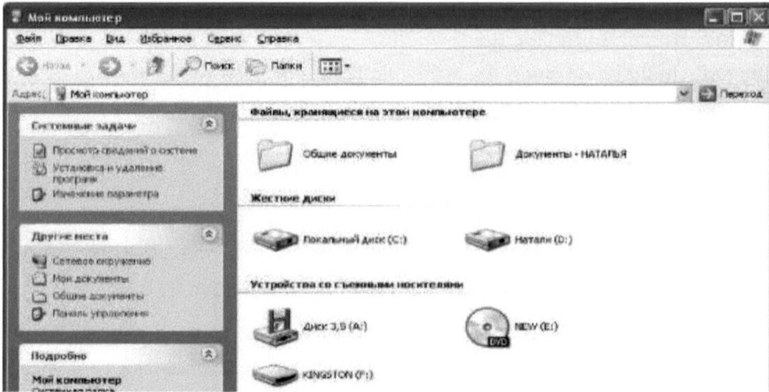

Fig. 4.4. Janela O meu computador

3. Verifique a capacidade do cartão de memória flash. Para o fazer, clique com o botão direito do rato no ícone do cartão flash e selecione o item de menu *Propriedades*.
4. Copie a pasta com o seu apelido e verifique o espaço que a pasta ocupa no disco.
5. Apague a sua pasta do cartão de memória flash.
6. Terminar de trabalhar com o cartão de memória flash. Para isso, clique com o botão direito do rato no ícone do cartão flash na barra de tarefas e selecione o comando *Remover dispositivo com segurança* no menu que aparece (Fig. 4.5). Depois clique em Stop/ OK/ e feche a janela que informa que o dispositivo pode ser removido.

7. Retire o cartão de memória da ranhura.

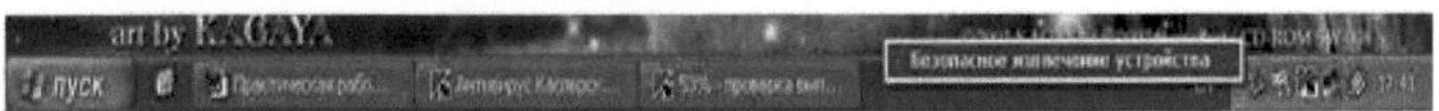

Figura 4.5. Remover com segurança o dispositivo de cartão flash

Tarefa 4.4. Guardar ficheiros/pastas

Ordem de trabalho

Abrir o bloco de notas eletrónico (*Início/ Programas/ Padrão/* Bloco de notas).
Escreva o texto de acordo com a amostra no bloco de notas.

Texto de amostra

O programa "Explorer" foi concebido para gerir o sistema de ficheiros do Windows. O "Explorer" mostra o conteúdo das pastas, permite-lhe abrir, mover, copiar, apagar, renomear pastas e ficheiros, executar programas, mostrar a árvore de diretórios (pastas). A parte direita do Explorer é um análogo da janela O meu computador.

1. Guarde o texto digitado na pasta "Guardar" com o nome "Texto de amostra" utilizando o comando *Ficheiro / Guardar* (Fig. 4.6). Na linha "Folder" (Pasta) especifique a pasta "Save" (Guardar), na linha "File name" (Nome do ficheiro) escreva o nome "Sample text" (Texto de amostra) e, em seguida, clique no botão Save (Guardar). O ficheiro será guardado no disco C: na pasta "Save".

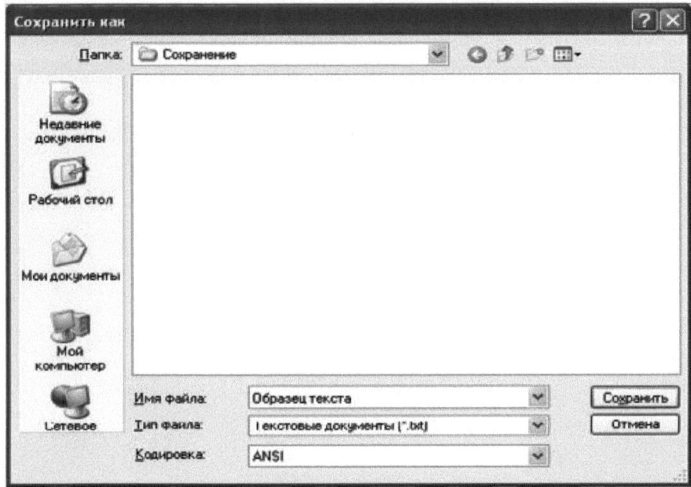

Fig. 4.6. Janela para guardar ficheiros

Tarefa 4.5. Verificação antivírus da informação na unidade C:

Ordem de trabalho

1. Execute o seu programa antivírus atual, por exemplo, Kaspersky AVP (Antiviral Toolkit Pro).
2. Especifique a área a ser verificada - a unidade C: (*Proteção / Verificação de objectos / Unidade C - Verificar* (Fig. 4.7).

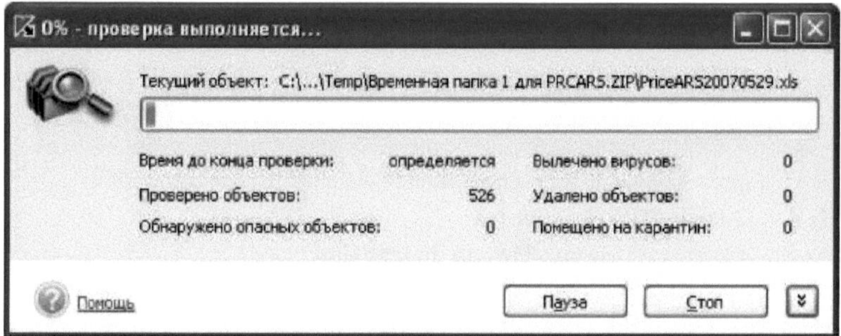

Fig. 4.7. Verificar a unidade C com software antivírus

3. preste atenção ao indicador do processo de verificação. Se o software antivírus detectou vírus e curou os ficheiros (como mostrado no relatório de verificação), execute novamente o processo de verificação da unidade C: e certifique-se de que todos os vírus foram removidos.
4. Pode também verificar quaisquer objectos, tais como Flash e disquetes, para garantir que não introduz vírus no seu computador. Verifique se a disquete tem vírus e curá-los se os tiver.

Tarefa 4.6. Colocar os ficheiros da sua pasta num arquivo

Ordem de trabalho

1. Utilize Os meus documentos para navegar para a sua pasta.
2. Para colocar os ficheiros da sua pasta no arquivo, faça o seguinte: clique com o botão direito do rato no nome da sua pasta e selecione o item de menu Adicionar ao arquivo, que significa adicionar ao arquivo (Fig. 4.8).

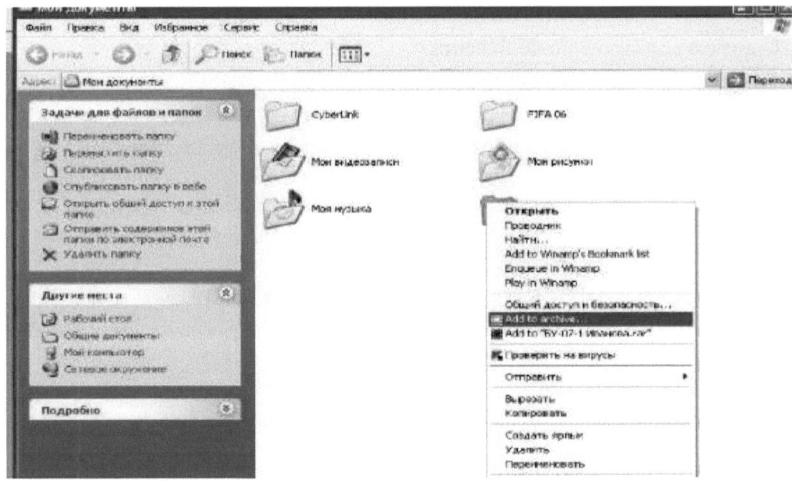

Fig. 4.8. Colocar a informação necessária no arquivo

3. Na janela que aparece, selecione Método de compressão - Melhor. Clique no botão OK. Aparecerá um ícone que se assemelha a vários livros, este é o arquivo.
4. Extraia os ficheiros do arquivo para o ambiente de trabalho. Para o fazer, clique com o botão direito do rato no arquivo de ficheiros, na janela que aparece selecione Extrair ficheiros, o que significa extrair ficheiros, e especifique a localização - ambiente de trabalho.
5. Verifique, a pasta deve aparecer no seu ambiente de trabalho.
6. Tente extrair os ficheiros para a pasta atual. Para o fazer, selecione o item de menu Extrair aqui.

Formulário de comunicação:

Durante a realização de trabalhos práticos, é necessário

- Anotar o número e o tema da aula.
- Escrever a tarefa.
- Descrever pormenorizadamente a execução do trabalho.
- Responder às perguntas de controlo.

Questões de controlo:

1. O que é a desfragmentação do disco?
2. Que empresas na Rússia estão envolvidas em processos anti-vírus no computador?
3. O que é apresentado no ecrã após a conclusão da formatação?
4. O que acontece durante o processo de formatação?
5. Como encontrar os ficheiros necessários se apenas o nome do ficheiro é conhecido, mas não é conhecido
expansão?
6. Como é que termino de trabalhar com o cartão de memória?
7. Como é que verifico a existência de vírus no meu computador?
8. Como posso curar o meu computador de vírus?
9. Como é que crio um atalho para o programa Calculadora?

10. Como é que guardo o ficheiro no sítio certo?
11. O que é o arquivamento de ficheiros?
12. Como posso arquivar os ficheiros de que necessito?
13. Como é que extraio ficheiros do arquivo para a localização atual?
14. Como é que extraio os ficheiros do arquivo para a localização correta?

Leitura recomendada: 1.1,1.2, 2.2.

Trabalho prático n.º 5

CRIAR DOCUMENTOS NO MS WORD.
FORMATAÇÃO DO TIPO DE LETRA

Objetivo da aula. Estudo de tecnologias de informação de criação, formatação e gravação de documentos em MS WORD.

Tipo de trabalho: frontal

Prazo de execução: 2 horas

Equipamento: PC, Microsoft Word

O mapa cronológico da aula é de 80 minutos.

Parte organizacional: limpeza das instalações, equipamento, condições sanitárias e de higiene.

A participação dos alunos é de 2 minutos.

Avaliar a aprendizagem dos alunos: uma breve panorâmica do tema,
Perguntas e respostas com os alunos - 10 minutos.

Definir um novo tema - 20 minutos.

Determinação e consolidação do nível de domínio da matéria - 35 minutos.

Perguntas do teste - 10 minutos.

Trabalho de casa - 3 minutos.

Requisitos de trabalho prático:

1. responder às questões teóricas
2. organizar as tarefas no caderno de actividades práticas

Material teórico

O Microsoft Word é um programa multifuncional de processamento de texto, um sistema de edição eletrónica.

Um documento do Microsoft Word é um ficheiro com a extensão .doc. Para criar um novo documento:

1. Na janela do programa Microsoft Word, selecionar o item de menu Ficheiro - Novo.
2. Na caixa de diálogo Criar documento, no separador Geral, selecione o objeto Novo documento e clique em OK.

Um menu pictográfico é uma linha de ícones que consiste em campos de botões com uma imagem de uma ou outra operação. Na maioria dos casos, os botões duplicam as operações mais frequentemente utilizadas nos menus normais.

Um painel de formatação é uma linha de ícones que consiste em elementos necessários para a apresentação do texto:

- *Campos de lista* (têm uma seta a apontar para baixo no lado direito do ecrã; clicar na seta abre uma janela de lista que enumera os itens da lista disponíveis para seleção);
- *Campos de pictogramas* (se um fragmento de texto estiver etiquetado, premir um botão na régua de formatação aplica a função associada a esse botão).

Régua de coordenadas - localizada acima da janela do documento. Pode utilizar a régua de coordenadas para alterar os recuos dos parágrafos, definir o comprimento das linhas e a largura das colunas.

Barra de estado - localizada na parte inferior da janela do Word. Durante a introdução de dados, esta linha apresenta informações sobre a posição do cursor de entrada, etc.

A edição de texto consiste em apagar, acrescentar, copiar e transferir fragmentos de texto, verificar a ortografia utilizando as teclas do teclado já conhecidas ou o menu pictográfico.

As barras de ferramentas Padrão e Formatação são abertas automaticamente durante a instalação padrão do programa. Se estiverem fechadas e não estiverem visíveis no ecrã, pode abri-las a partir do menu *Ver* com o comando *Barras de ferramentas*, marcando a caixa de verificação na lista de barras de ferramentas.

Se selecionar vários símbolos, pode manter a janela *Símbolos* aberta: selecione sucessivamente os símbolos a inserir com o rato e clique no botão Inserir.

Uma linha de texto é selecionada com um clique único à esquerda da linha.

Tarefa 5.1. Preparar a criação de um documento de texto

Ordem de trabalho

1. Iniciar o editor de texto MS WORD (Iniciar / Programas / Microsoft office / Microsoft Word).
2. Definir os parâmetros do programa como indicado na Fig. 5.1. 5.1 (menu *Ferramentas/* comando *Parâmetros*, separador *Ver*).

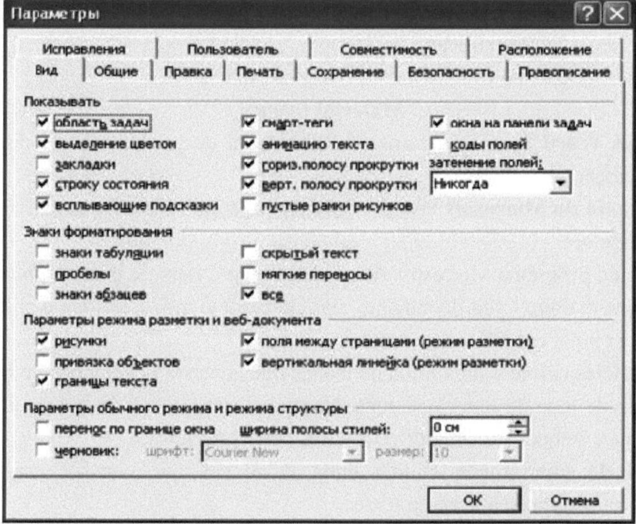

Fig. 5.1. Configuração dos parâmetros do Microsoft Word

3. estudar os botões da barra de ferramentas *(Padrão* e *Formatação)* do Microsoft Word (Fig. 5.2), movendo o cursor do rato para eles.

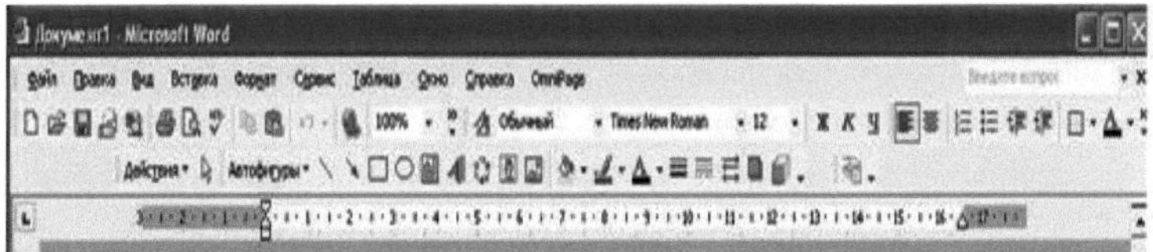

Fig. 5.2. Barras de ferramentas do Microsoft Word ("Padrão" e "Formatação")

4. Definir a vista do ecrã para *Normal* (menu *View,* comando *Normal).* **Tarefa 5. 2. Digitar**

Ordem de trabalho

1. Escreva dois parágrafos de texto utilizando o exemplo abaixo (utilize os botões da barra de ferramentas para definir o tipo de letra como Times New Roman, tamanho de letra 14, itálico). No texto digitado, coloque em negrito os nomes dos itens de menu e dos comandos.

Amostra para recrutamento

Para visualizar a forma como o texto está organizado na folha, utilize a vista *Disposição da Página.* Para definir esta vista, utilize o menu *Ver* e selecione *Apresentação da Página.*

Se não conseguir ver as margens do documento no ecrã, selecione Dimensionar para largura (menu *Ver,* comando *Dimensionar para largura).*

Tarefa 5.3. Alterar a vista do ecrã

Ordem de trabalho

1. Defina o modo de *apresentação da página* - (menu *View/Page Layout).* Repare como o aspeto do ecrã mudou.
2. Para selecionar o tamanho ideal do documento no ecrã, defina as vistas de escala abaixo indicadas *(Ver/Escala)* pela ordem indicada *(Fig. 5.3).* Note como a vista do ecrã muda:

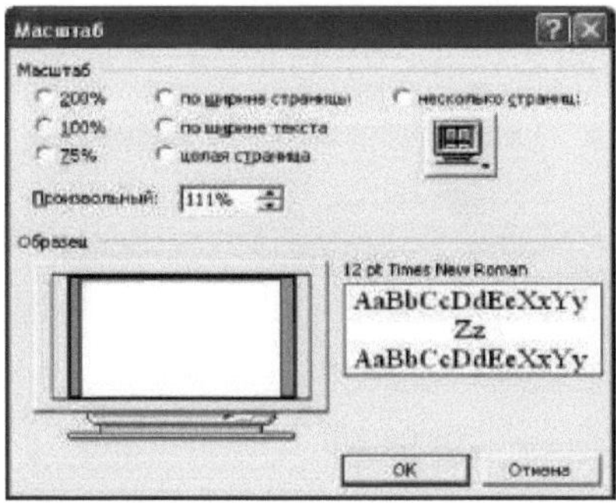

Figura 5. 3. Definição da escala

- padrão de 500% e 75%;
- aleatórios de 38% e 130%;
- algumas páginas;
- página na sua totalidade;

- em toda a largura da página.

Deixar a última vista de escala definida "Largura" para trabalhar com o documento.

Tarefa 5.4. Inserção de símbolos

Inserir os seguintes símbolos depois do texto (menu *Inserir,* comando *Símbolo)* (Figura 5.4).

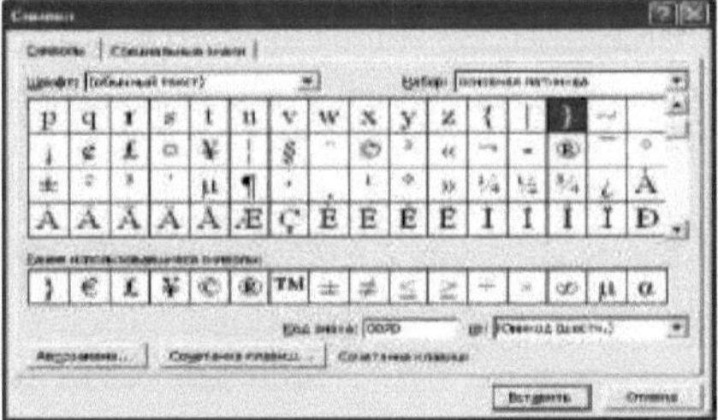

Fig.5.4 Inserir símbolos no texto

©, §, ® - separador *Símbolos especiais;*

@, $, 3/4 - separador *Símbolos*, tipo de letra - texto simples;

F, £, € - separador *Símbolos*, tipo de letra - texto simples, conjunto - *Símbolos monetários;*

1|[J I Ol O) J J J 'I - separador *Símbolos,* tipo de letra - Wingdings.

Nota. Se não vir os símbolos pretendidos, tem de selecionar um tipo de letra diferente na área Tipo de letra da janela *Símbolo.*

Tarefa 5.5. Formatação de texto

Ordem de trabalho

1. Defina tamanhos de letra diferentes no primeiro parágrafo do texto digitado (selecionando palavras com o rato ou com as teclas [Shift], [Ctrl] e -4): a primeira palavra - 22 pt, a segunda -18 pt, a terceira - 14 pt, a quarta -10 pt. (*separador Formato/Fonte/Fonte)* (Figura 5. 5).
2. *Formatar* cada duas palavras do segundo parágrafo na primeira linha com uma cor diferente *(separador Formatar/Fonte/Fonte.*

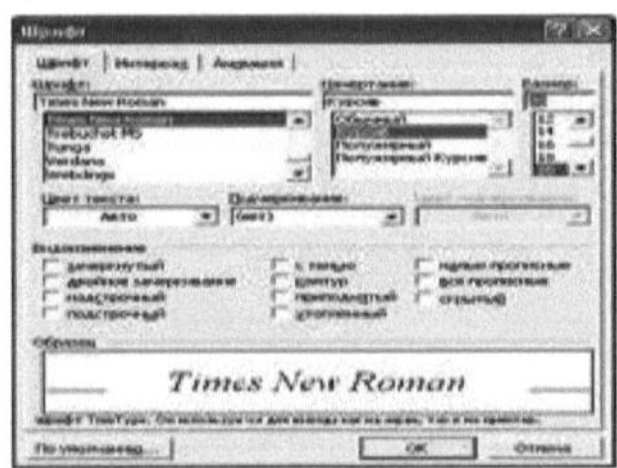

Fig. 5.5. Definir os parâmetros do tipo de letra

3. No segundo parágrafo, efectue as seguintes transformações, destacando as palavras pretendidas *(separador Formato/Fonte/Fonte):*

As duas primeiras palavras estão em negrito**; as** duas segundas palavras estão **em negrito; as duas segundas** palavras estão **em**

- *em itálico; as* duas terceiras palavras estão sublinhadas:
as duas palavras seguintes *em itálico* + **negrito** + sublinhado.

4. Definir diferentes tipos de sublinhados no primeiro parágrafo *(separador Formato/Fonte/Fonte):*
a primeira palavra com um único sublinhado,
segundo - com um sublinhado pontilhado, terceiro - com um sublinhado duplo.

5. Escreva a palavra "efeito". Copie-a cinco vezes *(Editar/Copiar, Editar/Colar)* e aplique as seguintes modificações (separador *Formato/Fonte/Fonte):*
~~Efeito~~ (riscado);
Efeito (índice superior ou sobrescrito);
Efeito (minúsculo ou subscrito);
EFEITO (small caps);
E^FSHGIH maiúsculas + contorno + negrito).

Breve sinopse. A cópia de texto consiste em quatro operações:

- Selecione um texto (ou um fragmento) para copiar;
- escrever o fragmento na memória intermédia *(Editar/Copiar);*
- colocando o cursor no local onde o fragmento a ser copiado é chamado;
- chamada da memória intermédia *(Editar/Colar).*

6. Aplique o efeito de animação do Fireworks à primeira página do primeiro parágrafo (separador *Formato/Fonte, Animação).*

7. No texto de partida, nas palavras "Page Layout", defina o espaçamento para 10 pt. *(Formato/Fonte/tabulação* Intervalo/espaçamento de 10 pt.) (Fig. 5.6).

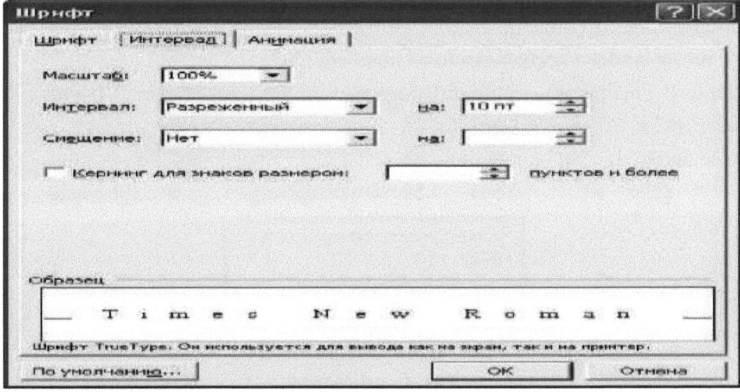

Figura 5.6. Definir a vista de texto esparso

8. Nas palavras "Escala de largura", coloque um sublinhado ondulado e um tipo de letra azul.

9. Realce o segundo parágrafo do texto e altere o tipo de letra para Arial. Repare na alteração do aspeto do tipo de letra.

Tarefa 5.6. Enquadramento e preenchimento do texto

Ordem de trabalho

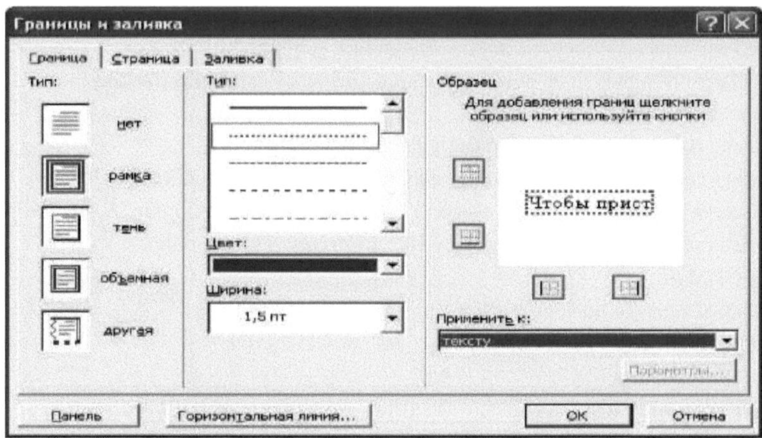

Figura 5. 7. Enquadrar o texto com uma moldura

1. Enquadre a primeira linha do texto. Para tal, selecione a primeira linha selecione o comando *Bordas e Preenchimento* no menu *Formatar*, defina a cor da linha - azul, espessura - 1,5 pt, tipo de linha - linha sólida; aplique - ao texto, tipo de borda - moldura no separador *Bordas* (Figura 5.7).

Quando aplica a moldura "ao texto", a moldura delimita apenas as palavras selecionadas, e quando aplica a moldura "ao parágrafo", a moldura assume o tamanho da largura da folha sem ter em conta as margens.

2. Preencha o segundo parágrafo do texto com cor. Para isso, selecione o segundo parágrafo, escolha o comando *Bordas e Preenchimento* no menu *Formatar,* escolha uma cor no separador *Preenchimento* e clique em *OK.*

3. Guarde o documento dactilografado na sua pasta com o nome "Ivanova 1.doc" *{File/Save As...).*

Crie o seu cartão de visita numa moldura:

Moscovo,

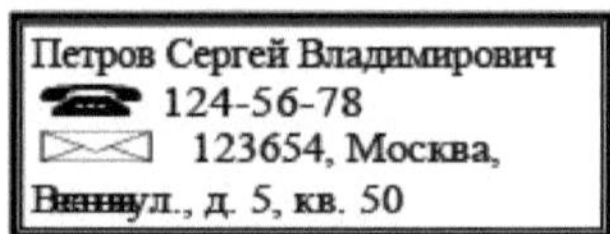

Vsnyaul. 5, plano 50.

Tarefa adicional

Tarefa 5.7.

Utilizando todas as técnicas que conhece sobre criação, cópia e formatação de documentos de texto, complete a tarefa no MS Word seguindo o exemplo, tentando criar um documento o mais próximo possível da tarefa original em termos de aparência.

|Formato - Fonte|

|Formato - Bordas e preenchimento|

Tecnologia informática

Tecnologia informática

Tecnologia informática

Tecnologia informática

Tecnologia informática

~~Tecnologia informática~~

Tecnologia informática

^{техн}Tecnologias informáticas

^{Компью}терные ^{техн}ологии

~~Компьютерные~~ технологии

TECNOLOGIA INFORMÁTICA

Tecnologia informática||

Formulário de comunicação:

Durante a realização de trabalhos práticos, é necessário

- Anotar o número e o tema da aula.
- Escrever a tarefa.
- Descrever pormenorizadamente a execução do trabalho.
- Responder às perguntas de controlo.

Questões de controlo:

1. O que é o Microsoft Word?
2. O que é o menu ilustrado?
3. Qual é o objetivo do painel de formatação?
4. O que é uma régua de coordenadas?
5. Onde se encontra a barra de estado e o que apresenta?
6. Como é que ativo o painel padrão e o painel de formatação?
7. É necessário fechar a janela Caracteres se pretender inserir vários caracteres ao mesmo tempo?
8. Como se pode selecionar uma linha de texto?
9. Como é que inicio um programa do Microsoft Word?
10. Como é que coloco texto numa moldura?
11. Como é que preencho o texto com uma cor específica?

Leitura recomendada: 1.1,1.2, 2.2.

Trabalho prático n.º 6

CONCEPÇÃO DE PARÁGRAFOS EM DOCUMENTOS. COLONÍTULOS

Objetivo da aula. Estudar a tecnologia da informação para criar e formatar parágrafos de texto no MS Word.

Tipo de trabalho: frontal

Prazo de execução: 2 horas

Equipamento: PC, Microsoft Word

O mapa cronológico da aula é de 80 minutos.

Parte organizacional: limpeza das instalações, equipamento, condições sanitárias e de higiene.

A participação dos alunos é de 2 minutos.

Avaliação dos conhecimentos dos alunos: breve resumo da matéria, perguntas e respostas com os alunos - 10 minutos.

Definir um novo tema - 20 minutos.

Determinação e consolidação do nível de domínio da matéria -35 minutos.

Perguntas do teste - 10 minutos.

Trabalho de casa - 3 minutos.

Requisitos de trabalho prático:

1. Responder às questões teóricas
2. Organizar as tarefas no caderno de actividades práticas

Material teórico

Ao escrever no teclado, as palavras de uma frase são automaticamente movidas para a linha seguinte. **Um parágrafo** num documento de texto é uma parte do texto localizada entre duas pressões consecutivas da tecla Enter.

Cada parágrafo tem os seguintes parâmetros que determinam a disposição dos caracteres no parágrafo:

- nivelamento;
- nível;
- indentação;
- intervalo;
- tabulação.

Além disso, há uma série de parâmetros que determinam a posição de um parágrafo na página em relação aos parágrafos anteriores e seguintes:

- proibição de cordas penduradas;
- para não quebrar um parágrafo;
- não se afastem do próximo;
- a partir de uma nova página;
- proibição da numeração das linhas;
- proibição da transferência automática de palavras.

Todos estes parâmetros são definidos conforme pretendido pelo utilizador e são definidos por defeito nos modelos de documentos de acordo com estilos predefinidos.

As definições **de parágrafo** podem ser definidas antes da digitação ou alteradas durante a edição do texto, utilizando o item de menu **Formatar - Parágrafo.**

O alinhamento é o método pelo qual o início e o fim das linhas são definidos em relação uns aos outros.

Um parágrafo de texto é **selecionado** fazendo duplo clique à esquerda do parágrafo.

O enquadramento de parágrafos é o processo de colocar um **parágrafo** numa moldura.

Um **rodapé** é qualquer desenho que se repete na parte superior ou inferior de cada página. A data, a hora e os números de página são definidos utilizando os botões do painel Colunas. A mudança para o rodapé também é feita com o botão no painel Colunas. Os rodapés são visíveis apenas na visualização Layout da página.

Tarefa 6.1. Formatar parágrafos de texto

Ordem de trabalho

1. Inicie o editor de texto do Microsoft Word.
2. Definir os parâmetros do tipo de letra: tipo de letra - Times New Roman, tamanho da letra - 14, tamanho da letra - normal.
3. Escreva um parágrafo de texto com base no exemplo.

Texto de amostra

Antes de escrever o texto, é necessário definir os parâmetros do parágrafo, para além dos parâmetros do tipo de letra. Para o fazer, utilize o comando Formatar/Ajustar e, na janela aberta, defina os parâmetros de alinhamento do texto na folha de papel, os parâmetros da primeira linha, o espaçamento entre linhas e o espaçamento.

4. Copie cinco vezes o parágrafo de texto dactilografado (Editar/Copiar, Editar/Colar).
5. Depois de selecionar o primeiro parágrafo do texto, defina os seguintes parâmetros de parágrafo (separador Formato/Abstract/Abstract/Indentação e Espaçamento) (Fig. 6. 1):

primeira linha - indentação normal;

espaçamento entre linhas - uma linha e meia; alinhamento - largura.

6. Com o terceiro parágrafo de texto selecionado, defina as seguintes opções de parágrafo:

primeira linha - indentação normal;

espaçamento entre linhas - linha simples;

alinhamento - margem esquerda.

7. Com o quinto parágrafo do texto destacado , defina os seguintes parágrafos parágrafo metros:

primeira linha - nenhuma; espaçamento entre linhas - sem espaçamento entre linhas duplo; alinhamento - para a margem direita.

8. Com o sexto parágrafo de texto realçado, defina as seguintes opções de parágrafo:

primeira linha - recuo de 2,5 cm;

espaçamento entre linhas - multiplicador 1.3;

выравнивание — по центру.

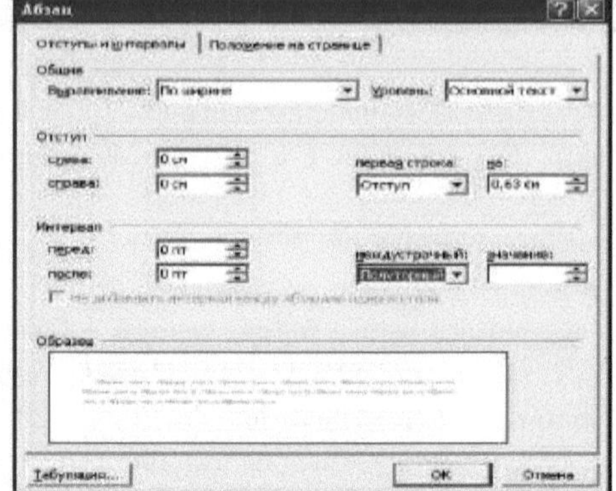

Рис. 6.1. Задание параметров абзаца текста

9. Depois de selecionar o segundo parágrafo do texto, defina os seguintes parâmetros de parágrafo: primeira linha - recuo de 1,5 cm;

indentação à direita -4 cm;
espaçamento entre linhas - multiplicador 1,8;
alinhamento - largura.

10. Depois de selecionar o quarto parágrafo do texto, defina os seguintes parâmetros de parágrafo: primeira linha - recuo de 2 cm;
indentação à direita -3 cm;
indentação à esquerda -6 cm;
espaçamento entre linhas - multiplicador 2,5;
alinhamento - largura.

Tarefa 6.2. Enquadrar parágrafos

Ordem de trabalho

Ao selecionar parágrafos de texto, defina as seguintes opções de moldura (separador Formato/Bordas e Preenchimento/Borda).
Primeiro parágrafo:
tipo de linha - linha normal;
cor - auto;
largura - 0,5 pt;
aplicam-se a um parágrafo;
tipo de enquadramento - moldura.
Terceiro parágrafo (Figura 6.2):
tipo de linha - linha normal;

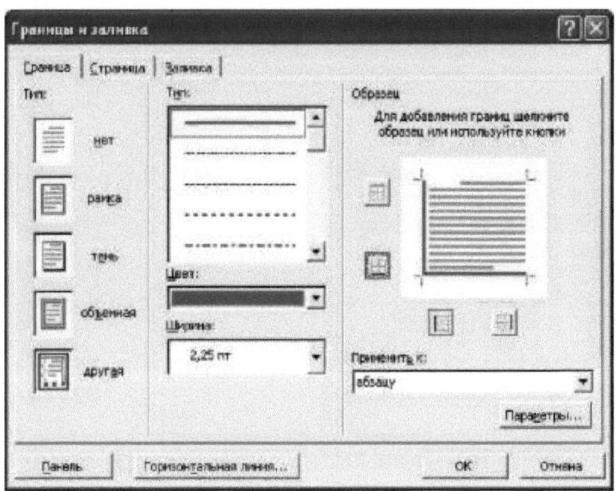

Fig. 6.2. Definição dos parâmetros dos limites do texto (moldura)

cor azul;
largura - 2,25 pts;
aplicam-se a um parágrafo;
tipo de enquadramento - linhas à esquerda e em baixo.
Quinto parágrafo:
tipo de linha - linha pontilhada;
a cor é vermelha;
largura - 1,5 pt;
aplicam-se a um parágrafo;
tipo de enquadramento - linhas à esquerda e à direita.

Atribuição 6. 3. Preenchimento de parágrafos

Ordem de trabalho

Ao selecionar parágrafos de texto, defina as seguintes opções de preenchimento (separador Formato/Bordas e Preenchimento/Preenchimento) (Fig.6. 3).
Segundo parágrafo:
enchimento - cor amarela clara;
padrão - 10%;
aplicam-se a um parágrafo.
Quarto parágrafo:
preenchimento - cor azul clara;
padrão, não;
aplicá-lo ao texto.
Sexto parágrafo:
o enchimento é de cor lilás;
padrão - luz na diagonal para baixo; aplicar - ao parágrafo.

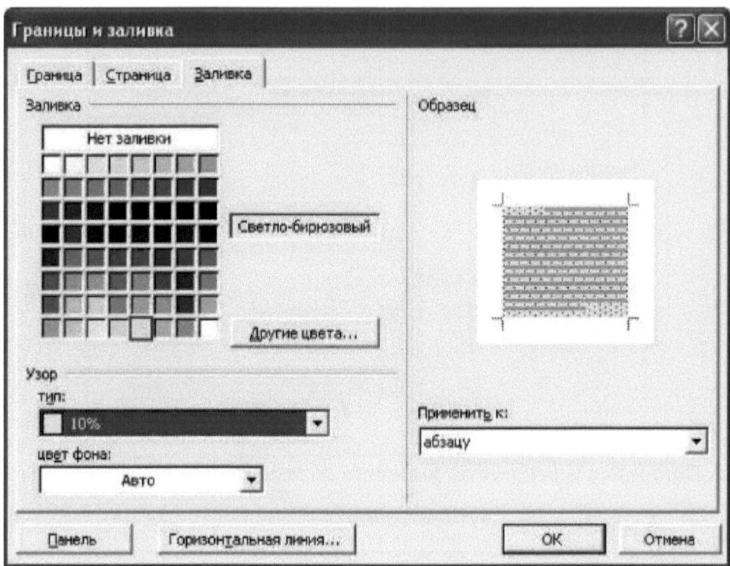

Fig. 6..3. Definir o preenchimento de parágrafos

Tarefa 6.4. Definir o espaçamento entre parágrafos Ordem de trabalho

Selecione todo o texto com o comando Editar/Selecionar Tudo e defina o espaçamento entre parágrafos para 24 pts. com o comando Formato/Abstância/ separador Integração/Intervalo antes - 24 pts.

Tarefa 6.5. Definir rodapés

Ordem de trabalho

1. Defina a vista do documento para Esquema de página (Vista/Estema de página).
2. Defina o rodapé do documento (Ver/Colunas) (Fig. 6.4). Saiba a finalidade dos botões do painel Colunas movendo o cursor do rato para eles. Introduza as seguintes informações nos rodapés:

no cabeçalho - nome completo, data, hora;

no rodapé - o nome do estabelecimento de ensino e os números das páginas.

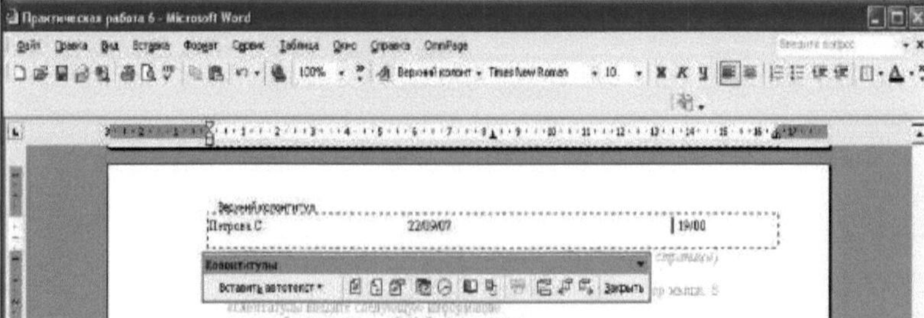

Figura 6. 4. Definição do cabeçalho

Cabeçalho/rodapé. Tenha em atenção que, ao introduzir rodapés, o texto principal fica com uma cor pálida e inacessível. Pode terminar o trabalho com rodapés premindo o botão Fechar do painel Colunas.

3. Defina os parâmetros da página e a distância entre a margem e o rodapé, como na fig. 6.5. 6.5. (Ficheiro/Opções de página).

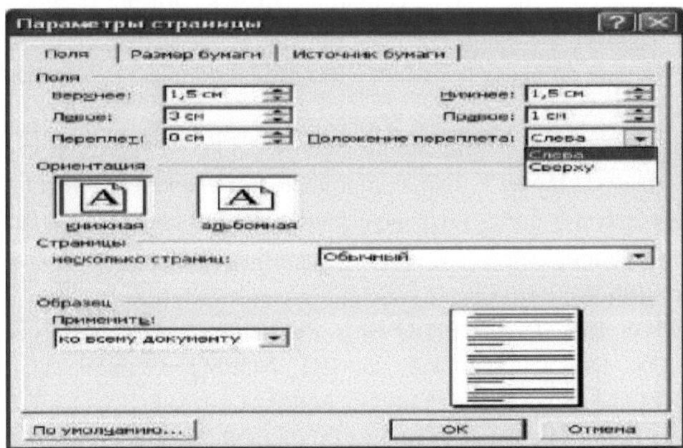

Figura 6.5. Definição dos parâmetros da página e da distância entre o bordo e o rodapé

4. mudar a vista do ecrã para normal (Ver/Ordinário). Note que os rodapés não são visíveis na vista normal do documento.

5. Guarde o documento dactilografado na sua pasta com o nome "iv;puv;12.c1os".

Tarefa adicional

Tarefa 6.6. Usando a cópia e a formatação, escreve de acordo com o exemplo:

Não podemos reconhecer o seu crédito pelo seguinte motivo. De acordo com a cláusula 6 do nosso contrato, V. Exa. comprometeu-se a abrir por telegrama uma carta de crédito irrevogável a nosso favor pelo valor total das mercadorias no prazo de 5 dias a contar da data da nossa notificação telegráfica de que as mercadorias estavam prontas para expedição.

Não podemos reconhecer o seu crédito pelo seguinte motivo. De acordo com a cláusula 6 do nosso contrato, V. Exa. comprometeu-se a abrir por telegrama uma carta de crédito irrevogável a nosso favor pelo valor total das mercadorias no prazo de 5 dias a contar da data da nossa notificação telegráfica de que as mercadorias estavam prontas para expedição.

Não podemos reconhecer o seu pedido pelo seguinte motivo. De acordo com a cláusula 6 I do nosso contrato, comprometeu-se a abrir por telégrafo uma carta de crédito irrevogável em

Eu nosso favor para o valor total das mercadorias no prazo de 5 dias a partir da data do nosso I

I notificação telegráfica de que as mercadorias estão prontas para embarque.i

Não podemos reconhecer o seu crédito pelo seguinte motivo. De acordo com a cláusula 6 do nosso contrato, V. Exa. comprometeu-se a abrir por telegrama uma carta de crédito irrevogável a nosso favor pelo valor total das mercadorias no prazo de 5 dias a contar da data da nossa notificação telegráfica de que as mercadorias estavam prontas para expedição.

Não podemos reconhecer o seu crédito pelo seguinte motivo. De acordo com a cláusula 6 do nosso contrato, V. Exa. comprometeu-se a abrir por telegrama uma carta de crédito irrevogável a nosso favor pelo valor total das mercadorias no prazo de 5 dias a contar da data da nossa notificação telegráfica de que as mercadorias estavam prontas para expedição.

Não podemos reconhecer o seu crédito pelo seguinte motivo. De acordo com a cláusula 6 do nosso contrato, V. Exa. comprometeu-se a abrir por telegrama uma carta de crédito irrevogável a nosso favor pelo valor total das mercadorias no prazo de 5 dias a contar da data da nossa notificação telegráfica de que as mercadorias estavam prontas para expedição.

NÃO PODEMOS RECONHECER O SEU PEDIDO PELO SEGUINTE MOTIVO NOS TERMOS DA CLÁUSULA. 6 DO NOSSO CONTRATO, V. EXA. COMPROMETEU-SE A ABRIR POR TELEGRAMA UMA CARTA DE CRÉDITO IRREVOGÁVEL A NOSSO FAVOR PELO VALOR TOTAL DA MERCADORIA NO PRAZO DE 5 DIAS A CONTAR DA DATA DA NOSSA NOTIFICAÇÃO TELEGRÁFICA DE QUE A MERCADORIA ESTAVA PRONTA PARA SER EXPEDIDA.

Formulário de comunicação:

Durante a realização de trabalhos práticos, é necessário

- Anotar o número e o tema da aula.
- Escrever a tarefa.
- Descrever pormenorizadamente a execução do trabalho.
- Responder às perguntas de controlo.

Questões de supervisão:

1. Como é que defino os parâmetros do parágrafo?
2. Como é que copio o texto que pretendo?
3. Como definir recuos, recuos para um parágrafo?
4. O que é que precisa de fazer para enquadrar, preencher parágrafos?
5. Como é que defino o espaçamento entre parágrafos?
6. O que tenho de fazer para inserir rodapés num documento?

Leitura recomendada: 1.1,1.2, 2.2.

Trabalho prático n.º 7

CRIAR E FORMATAR TABELAS NO MS WORD

Objetivo da aula. Estudo das tecnologias de informação de criação e formatação de tabelas no MS Word.

Tipo de trabalho: frontal

Prazo de execução: 2 horas

Equipamento: PC, Microsoft Word

O mapa cronológico da aula é de 80 minutos.

Parte organizacional: limpeza das instalações, equipamento, condições sanitárias e de higiene.

A participação dos alunos é de 2 minutos.

Avaliar a aprendizagem dos alunos: uma breve panorâmica do tema,

Perguntas e respostas com os alunos - 10 minutos.

Definir um novo tema - 20 minutos.

Determinação e consolidação do nível de domínio da matéria - 35 minutos.

Perguntas do teste - 10 minutos.

Trabalho de casa - 3 minutos.

Requisitos de trabalho prático:

1. responder às questões teóricas
2. organizar as tarefas num caderno de exercícios práticos

Material teórico

As tabelas são frequentemente utilizadas para organizar texto ordenado, elementos numéricos e gráficos num documento. Também é conveniente utilizar uma tabela para outras opções de design, por exemplo, para colocar texto em várias colunas.

Uma **tabela** é constituída por **linhas** horizontais e **colunas** verticais, cuja intersecção forma uma **célula.** Pode alterar o tamanho das células utilizando as propriedades da tabela. Para o fazer, basta colocar o cursor dentro da tabela e selecionar o comando Propriedades da Tabela no menu Tabela (Fig. 7.3). Na janela de diálogo que aparece, no separador Tabela, pode alterar o tamanho, o alinhamento e a carenagem. No separador Row (Linha) pode alterar a altura das linhas, e no separador Column (Coluna) - a largura das colunas, no separador Cell (Célula) - o tamanho da célula.

Para ordenar os dados nas colunas de uma tabela, selecione o fragmento de texto que pretende ordenar.

Para fundir ou dividir células, selecione um grupo de células e aplique o comando Tabela/Fundir-Dividir Células. Para alterar a largura de uma única célula, selecione a célula e, em seguida, altere a largura da célula.

É fácil aplicar fórmulas, diferentes preenchimentos de fundo aos elementos da tabela, é possível a repetição automática do cabeçalho (header) em cada página.

Tarefa 7.1. Criar e formatar uma tabela

Ordem de trabalho

1. Inicie o editor de texto do Microsoft Word.
2. Defina os parâmetros da página (tamanho do papel A4, orientação retrato;

margens: esquerda -3 cm, direita -2 cm; superior -3 cm; inferior -2,5 cm) utilizando o comando Ficheiro/Parâmetros da página.

3. Defina o formato do parágrafo (primeira linha - recuada, espaçamento entre linhas - um e meio).

4. Crie uma tabela 2x9 utilizando o comando Table/ Insert/Table (Fig. 7.1) ou o botão Add Table da barra de ferramentas, clicando e avançando a tabela com o botão esquerdo do rato (Fig. 7.2).

5. Alterar a largura das colunas de acordo com o exemplo do Quadro 1:

aponte a seta do rato para o separador vertical da tabela, a seta do rato terá o aspeto de um separador;

clicando e fazendo avançar o separador com o botão esquerdo do rato, defina a largura pretendida para as colunas da tabela.

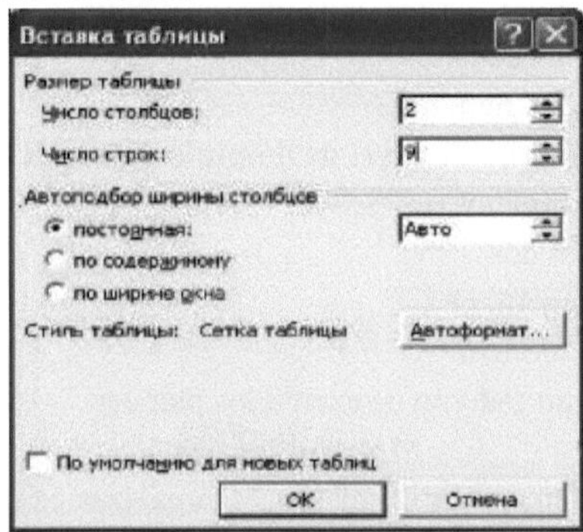

Fig.7.1 Definir os parâmetros da tabela a partir do menu Tabelas

Os parâmetros da tabela podem ser selecionados automaticamente utilizando o comando de menu Tabela/Seleção Automática. O Microsoft Word selecionará automaticamente a largura, as colunas ou as linhas, dependendo da largura da folha e da quantidade de texto em cada célula.

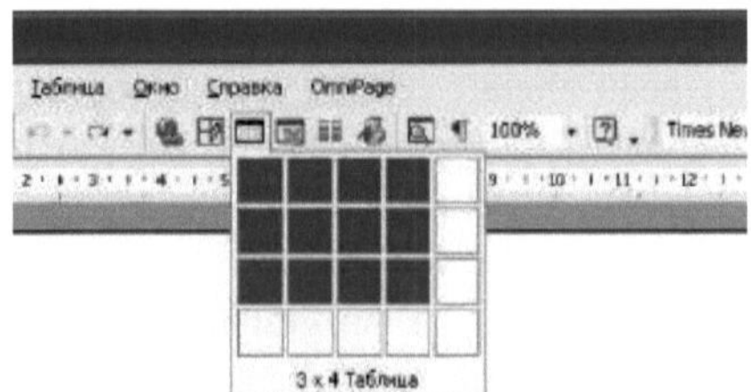

Fig. 7.2. Definir uma tabela a partir da barra de ferramentas

6. Realce a primeira linha da tabela (cabeçalho) e defina o tipo de alinhamento do parágrafo como central.

7. Realce a segunda coluna da tabela e defina o tipo de alinhamento do parágrafo como central.

8. Preencha a tabela deslocando-se em torno dela com as teclas [Tab], [Shift+Tab].

9. Para adicionar uma nova linha à tabela, coloque o cursor na célula direita da linha

inferior da tabela e prima a tecla [Tab] ou utilize o comando Table/Add/Row Above/Below, tendo previamente colocado o cursor em qualquer célula da linha inferior da tabela.

10. Selecione toda a tabela colocando o cursor em qualquer célula da tabela e executando o comando Tabela/Selecionar/Tabela ou clicando com o botão esquerdo do rato no ponteiro do rato em forma de cruz no canto superior esquerdo da tabela, por trás do seu contorno.

Quadro 1

Parâmetros monetários	Montante, mil milhões de USD
Empréstimos overnight e outros	17
Acordos de recompra a um dia	64
Dinheiro	232
Fundos de investimento do mercado monetário	318
Depósitos de poupança	410
Contas de depósito do mercado monetário	485
Depósitos de transacções Estes incluem: depósitos à ordem outros	563 277 286
Total: M 1	795
Depósitos a prazo	1143
Total: M 2	3232

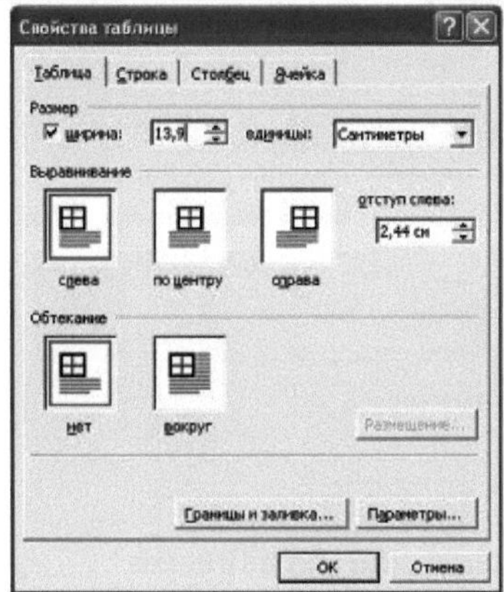

Fig. 7.3. Janela de propriedades da tabela

11. Enquadre a tabela de acordo com a amostra utilizando o comando Formatar/Bordas e Preencher.

12. Ordene (por ordem crescente) os dados da segunda coluna da tabela, destacada pela linha a negrito.

Selecione o comando Ordenar no menu Tabela (Figura 7. 4). Na janela de ordenação de texto que se abre, utilize a lista para selecionar se pretende ordenar todos os parágrafos ou apenas o texto escrito antes do carácter de tabulação. Na lista Tipo, selecione o método de ordenação pretendido - como texto, número ou data. Utilize os botões de seleção ascendente e descendente para selecionar o método pretendido. Clique no botão OK.

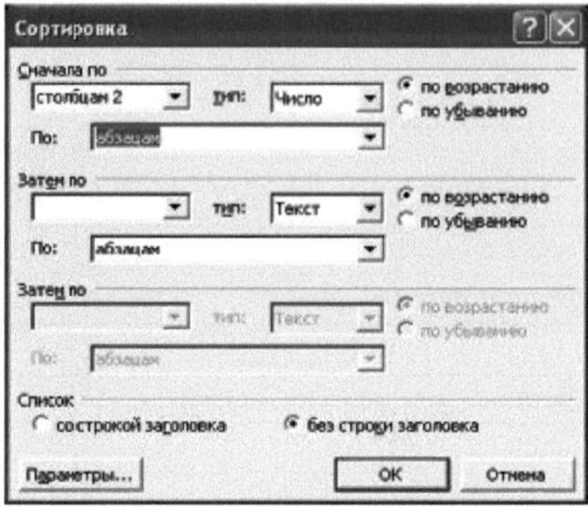

Figura 7.4. Ordenar dados na tabela

13. Guarde o ficheiro na sua pasta com o nome "Quadro 1".

14. Autoformate a tabela. Para fazer isso, coloque o cursor dentro da tabela, selecione o comando AutoFormat e Table Format - Table Columns 1 no menu Table (Figura 7.5).

15. Guarde a tabela formatada na sua pasta com o nome "Tabela 2" (Ficheiro/Guardar como).

Автоформат таблицы
Янв
Фев
Мар
Итого
Север 7 7 5 19
Запад 6 4 7 17
Юг 8 7 9 24
Итого 21 18 21 60
Отмена

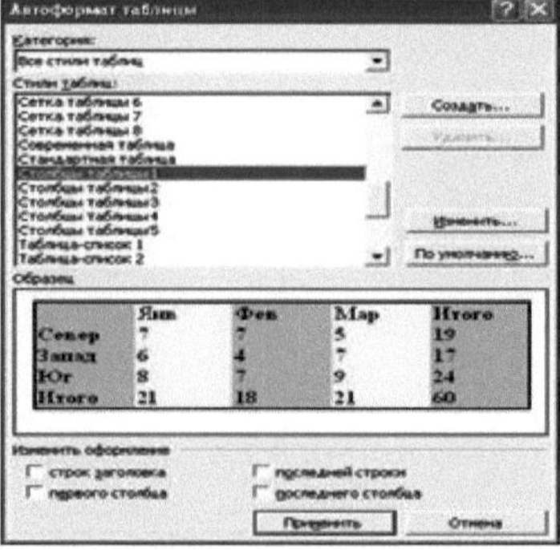

Fig.7.5 Definir o AutoFormato da tabela

Tarefas adicionais

Tarefa 7.2. Escrever tabelas no MS Word de acordo com a amostra (Tabelas 2-3)

Quadro 2

Data	Volume de negócios		Receitas	Secções			Composição	Total
	Plano	Facto		1	2	3		
1999	13 542	13457	4578632	4 562	1547	1247	25	1247

2000	16 754	15 486	5 789 642	7852	1255	2525	45	1554
2001	13 658	14358	1257896	1554	1236	6 457	76	15 577
2002	56 783	58762	125 584	2 336	1255	2155	89	12 544

T|"Quadro 3

Tarefa 7.3. Escreva uma tabela no MS Word de acordo com o seguinte exemplo

Impressora/scanner/copiadora HP OffisJet R65

Especificações técnicas				Informações para encomenda	
	Tecnologia HP PhotoREt 11 com sobreposição de cor multicamada 600x600: preto com tecnologia HP Colour Enhancement Technology (KYt) 600x600; cor com tecnologia HP PhotoREt 11			Impressora/scanner/copiadora tudo-em-um	
				C6693A	HP OffisJet R65
				C6692A	HP OffisJet R45
Imprimir	Método de impressão	Impressão térmica a jato de tinta a pedido		Cabos	
	Língua de controlo da impressora	P PC Nível 3 ou PCL3GU1		C2946A	Cabo paralelo IEEE I235A-C, Zm
	Carga	3000 páginas por mês (média)		C2947A	Cabo paralelo IEEE 1235A-C, 10 m
	Velocidade de impressão (s/min)	Preto	Colorido	Cartuchos para impressoras de jato de tinta	
	Rápido Comum	11 5,1	8,5 3,6	51645A	Cartucho HP preto grande
	Melhor	4,4		C1876G	Cartucho de cor
				C1879D	Cartucho grande a cores HP de três cores
				54389G	Cartucho preto
	Resolução da impressora	Preto	Colorido		
	Rápido Normal Melhor	600x300 600x300 600x600	300x300 600 x 600 600 x 600		
	Tipos de letra incorporados	Courier, Courier Italic; CG Times, CG Times Italic; Letter Gothic, Letter Gothic			

Formulário de comunicação:

Durante a realização de trabalhos práticos, é necessário

- Anotar o número e o tema da aula.
- Escrever a tarefa.
- Descrever pormenorizadamente a execução do trabalho.
- Responder às perguntas de controlo.

Questões de supervisão:

1. Dar a definição de tabela.
2. O que é uma célula?
3. Que formas de criar tabelas conhece?
4. Como é que ordeno os dados numa tabela?
5. Como definir o Autoformato de uma tabela?
6. Como é que defino os limites e o preenchimento da tabela?

Leitura recomendada: 1.1,1.2, 2.2.

Trabalho prático n.º 8

CRIAR LISTAS EM DOCUMENTOS DE TEXTO. ANÉIS. LIVRO. FORMATAÇÃO DOS REGISTOS. INSERÇÃO DE OBJECTOS EM DOCUMENTO. PREPARAÇÃO DA IMPRESSÃO

Objetivo da aula. Estudar a tecnologia da informação para criar listas no MS Word, criar texto com colunas, design de texto, inserir objectos no texto no MS Word.

Tipo de trabalho: frontal

Prazo de execução: 2 horas

Equipamento: PC, Microsoft Word, impressora

O mapa cronológico da aula é de 80 minutos.

Parte organizacional: limpeza das instalações, equipamento, condições sanitárias e de higiene.

A participação dos alunos é de 2 minutos.

Avaliar a aprendizagem dos alunos: uma breve panorâmica do tema,
Perguntas e respostas com os alunos - 10 minutos.

Definir um novo tema - 20 minutos.

Determinação e consolidação do nível de domínio da matéria - 35 minutos.

Perguntas do teste - 10 minutos.

Trabalho de casa - 3 minutos.

Requisitos de trabalho prático:

1. Responder às questões teóricas
2. Organizar as tarefas no caderno de exercícios práticos

Material teórico

É possível organizar três tipos de listas em documentos **do Microsoft Word:**

- **numerado** - no início de cada parágrafo é definido o seu número na lista. Os algarismos árabes e romanos, os símbolos do alfabeto latino e algumas expressões compostas, por exemplo, primeiro, segundo, etc., podem ser utilizados como número;
- **etiquetado** - é colocado um marcador no início de cada parágrafo, por exemplo, -, -, etc;
- **multinível** - no início de cada parágrafo, consoante o seu nível na lista, pode ser definido um marcador e um número.

Ao criar listas, pode utilizar dois métodos: pode definir as opções da lista enquanto está a escrever ou pode aplicar uma vista de lista depois de ter escrito.

Ao trabalhar com uma lista multinível, deve selecionar o tipo de lista *Multinível* e, em seguida, utilizar os botões da barra de ferramentas que lhe permitem atribuir o nível adequado aos itens da lista selecionada.

Para alterar o tipo de marcadores por níveis, na janela *Lista*, depois de selecionar a lista etiquetada, clique no botão *Alterar* (Fig. 8.3). Na janela aberta *Alterar lista multinível*, defina o nível da lista e selecione o tipo de marcador para este nível (na *zona Numeração).* Se não estiver satisfeito com o tipo de marcador na zona *de Numeração,* selecione o comando *Novo marcador* na mesma zona, e a tabela de símbolos será aberta.

Para adicionar uma letra, coloque o cursor na primeira linha de texto e selecione *Formatar/letra.*

Se pretender inserir uma imagem no texto, tem de selecionar o item de menu Inserir - Imagem - Imagens.

Para inserir autofiguras, selecione o item de menu *Inserir/Desenho/Autofiguras*.

Para redimensionar um desenho, active-o (clicando no desenho) e mova o marcador de desenho para uma nova localização.

Pode deslocar um desenho no documento arrastando-o com o rato.

As opções de página incluem o tamanho da página, as margens (distância da borda da página ao texto), a distância da borda da página ao rodapé e a orientação da página. As opções de página são definidas utilizando o comando *Ficheiro/Opções de página, os* separadores *Margens* e *Tamanho do papel.*

Tarefa 8.1. Criar listas

Primeiro método: definir os parâmetros da lista durante a digitação.

Exemplo de texto com uma lista numerada

As operações elementares do processo de informação incluem: recolha,
Transformar informação, introduzindo-a num computador; transferir informação;
armazenar e processar informações; fornecer informações ao utilizador.

Ordem de trabalho

1. Inicie o editor de texto do Microsoft Word.
2. Escreva a primeira linha do texto de amostra e prima [Enter].
3. Clique no botão *Numeração* na barra de ferramentas, *o* número 1 aparecerá (se clicar no botão *Marcador*, o primeiro marcador aparecerá na linha).
4. Escreva o texto do primeiro item e prima [Enter]. O ponto de entrada passa para a linha seguinte, à qual é imediatamente atribuído um número sequencial (2, 3, etc.), ou aparece um novo marcador.
5. Para terminar a lista na página seguinte, clique novamente no botão *Numeração* (ou *Marcador)* para remover o item da lista correspondente da linha.
6. Converter uma lista já preparada de uma lista numerada para uma lista com etiquetas. Para tal, selecione todos os itens da lista (como um conjunto de linhas) e prima o botão *Marcador.* Repare como o aspeto da lista mudou.

O segundo método: sobrepor as opções da lista após a digitação.

1. Escreva o texto utilizando o exemplo abaixo.

1.1. 6 linhas (futuros itens da lista) são introduzidas como parágrafos separados, premindo [Enter| no fim de cada linha.

Texto de amostra

As operações elementares do processo de informação incluem:
recolher, transformar informações e introduzi-las num computador;
transferência de informações;
armazenamento e tratamento da informação;
Fornecer informações ao utilizador.

2. Copie o fragmento de texto digitado quatro vezes *(Editar/Copiar, Editar/Colar).*
3. Criar uma lista numerada de nível único .
selecione a parte da lista do primeiro fragmento (3...6 linhas), defina o comando *Formatar/Lista,* selecione o separador *Numerado* e escolha o tipo de numeração habitual, depois clique em *OK* (Fig. 8.1).

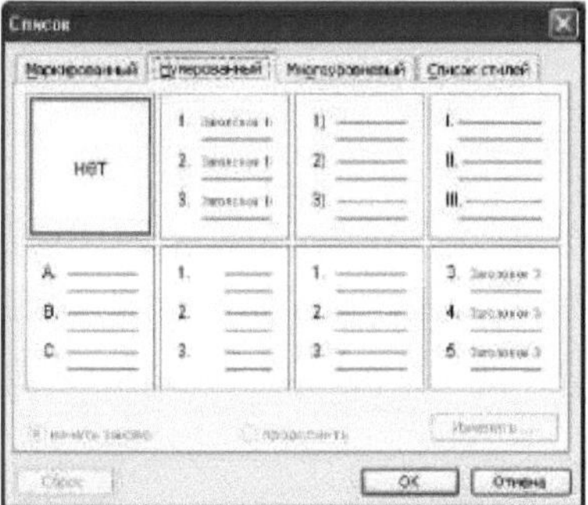

Fig. 8.1. Definição de uma lista numerada de um nível

4. Selecione a parte da lista do segundo fragmento (3...6 linhas) e forme uma lista rotulada de um nível.
Para o fazer, utilize o comandoFormat/List, selecione
Separador *Marcado* e definir a vista do marcador de lista.
5. Selecione a parte da lista do terceiro fragmento (3...6 linhas) e forme uma lista numerada de vários níveis.
Para o fazer, utilize o comandoFormat/List, selecione
Selecione o separador *Multinível* e selecione a vista de lista numerada multinível. A numeração no primeiro nível será efectuada
lista. Para ver a numeração do segundo, terceiro, etc. níveis, é necessário aumentar a indentação utilizando o botão da barra de ferramentas *Aumentar indentação.*
6. Selecione a parte da lista do quarto fragmento (3...6 linhas) e forme uma lista rotulada de vários níveis. Para tal, utilize o comando *Formatar/Lista,* selecione
e a vista de lista rotulada multinível (Fig. 8.2).

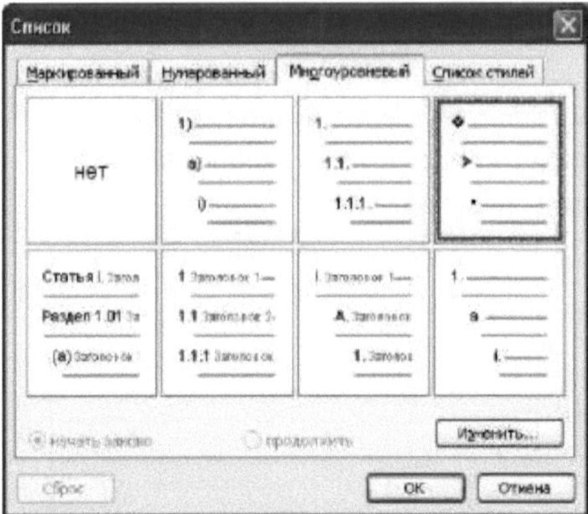

Fig.8.2 Definir uma lista rotulada de vários níveis Selecione um novo tipo de marcador e clique em *OK*.

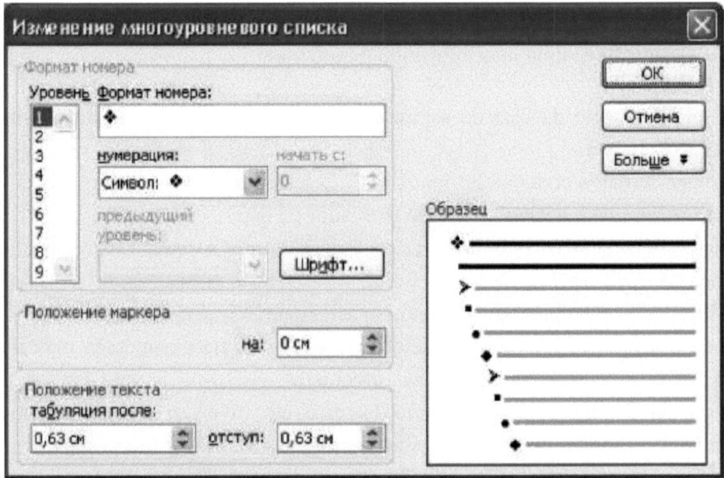

Fig.8.3 Alterar os marcadores de uma lista multinível

A numeração por marcadores no primeiro nível da lista será efectuada. Para ver a numeração por marcadores do segundo, terceiro, etc. níveis, é necessário aumentar a indentação utilizando o botão da barra de ferramentas *Aumentar indentação*.

7. Guarde o documento na sua pasta com o nome "Documento 3" *(Ficheiro/Guardar como).*

Tarefas adicionais

Tarefa 8.2. Escreva listas (de um nível e de vários níveis) no MS Word de acordo com os seguintes exemplos

Ordem de trabalho

Copiar texto arrastando e largando

1 Identificar o texto a copiar e a sua localização

Nomeações.

2. Selecione o texto e arraste-o com o botão do rato premido para uma nova localização. Solte o botão do rato no local onde o fragmento copiado deve aparecer.
3. Selecione *Copiar* no menu pendente.

Copiar texto arrastando e largando

> Identificar o texto a copiar e o seu destino.
> Realce o texto e arraste-o com *o* botão do rato premido para a nova localização. Solte o botão do rato no local onde o fragmento copiado deve aparecer.
> Selecione *Copiar* no menu pendente.

Copiar texto arrastando e largando

Identificar o texto a copiar e o seu destino.
Selecione o texto e arraste-o, mantendo o botão do rato premido, para uma nova localização. Solte o botão do rato no local onde pretende que o fragmento copiado apareça.
~~IB I 0~~|Selecionar o item no menu de contexto.
Cópia.

Copiar texto arrastando e largando

a) Identificar o texto a copiar e o seu destino.
b) Realce um têxtil e arraste-o enquanto mantém premido o botão. para a nova localização. Solte o botão do rato no local onde o fragmento copiado deve aparecer.
c) No menu pendente, selecione *Copiar*

Copiar texto arrastando e largando

A. Identificar o texto a copiar e o seu destino.
B. Selecione o texto e arraste-o, mantendo o botão do rato premido, para uma nova localização.
Solte o botão do rato onde o fragmento a ser copiado deve aparecer.
| C. Selecione *Copiar* no menu pendente.

Tarefa 8.3. Criar documentos com várias colunas Ordem de trabalho

1. Inicie o editor de texto do Microsoft Word.
2. Escreva um parágrafo de texto utilizando o exemplo abaixo (utilize os botões da barra de ferramentas para definir o tipo de letra como Times New Roman e o tamanho da letra como 14).

Amostra para recrutamento

Se pretender criar colunas como as colunas de jornal ou colunas como as utilizadas em boletins informativos e brochuras, tem de configurar o Word para formatar o texto em conformidade. Pode ter várias colunas para todo o texto de um documento ou apenas para uma parte selecionada do mesmo. É preferível escrever o texto de um documento antes de o dividir em várias colunas.

3. Copie duas vezes o fragmento de texto dactilografado *(Editar/Copiar, Editar/Colar).*
4. Realce o primeiro fragmento e divida-o em duas colunas

com um separador *(Formato/Colunas)* (Fig. 8.4).

5. Sublinhe a segunda parte do texto e divida-a em três partes colunas (*Formato/Colunas)*.

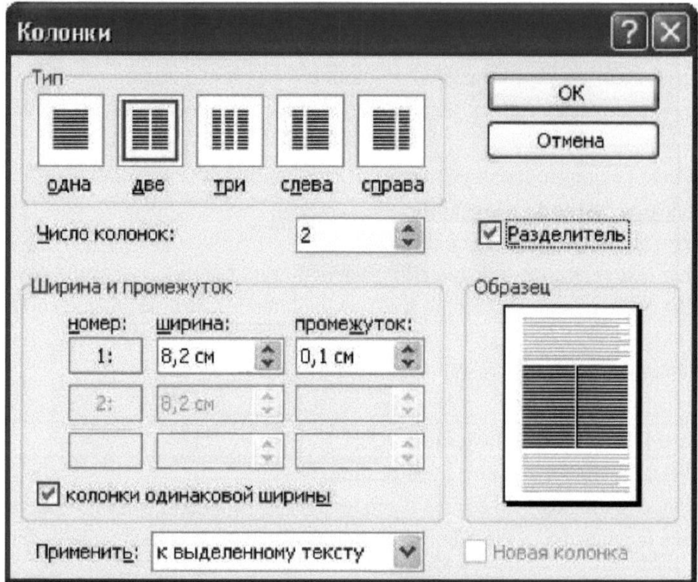

Figura 8.4. Separar o texto em colunas

Tarefa 8.4. Formalização de documentos em alfabetos

Ordem de trabalho

1. Inserir a Cartilha no texto.
2. Defina os parâmetros: altura das linhas - 2 cm, distância do texto - 0,5 cm (Fig. 8.5).

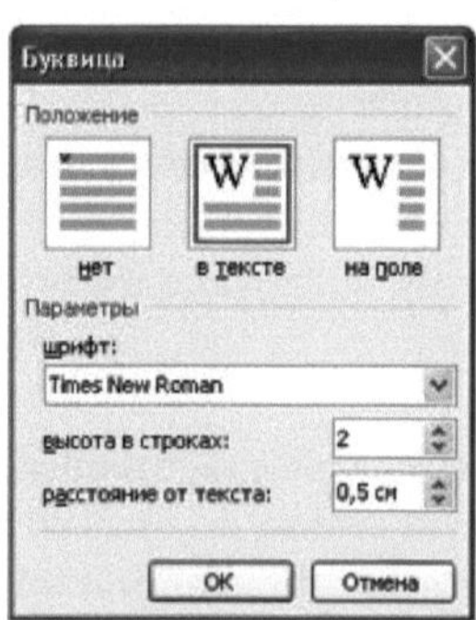

Figura 8.5. Definir o alfabeto

Tarefa 8.5. Alterar a caixa da fonte e a direção do texto

Ordem de trabalho

1. Selecionando linhas individuais do terceiro fragmento de texto e utilizando o comando

Formatar/Registar (Fig.8.6), formate o texto da seguinte forma:

a primeira linha é "Tudo em maiúsculas".
a segunda linha é "Tudo em minúsculas".
a terceira linha é "Comece com maiúsculas".
a quarta linha é "Alterar registo";
A linha cinco é "Como nas frases".

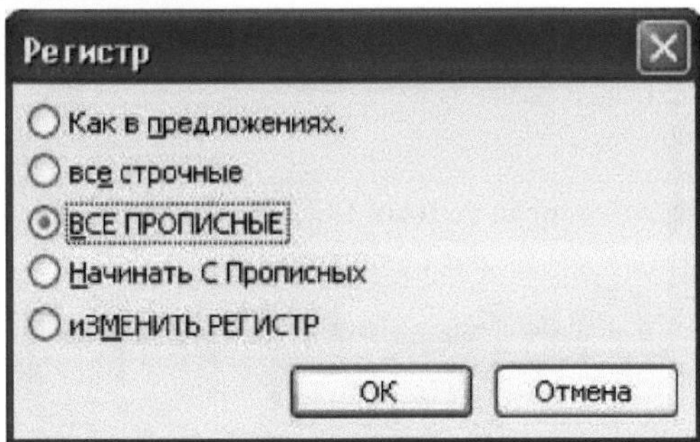

Figura 8.6. Formatação de caixas de texto

Tarefa adicional

Tarefa 8.6. Inserir objectos WordArt no texto

Ordem de trabalho

1. Inicie o editor de texto do Microsoft Word.
2. Utilizar o comando *Inserir/Desenhar* para executar o programa WordArt (fig. 8.7). Na janela *Edit* WordArt *Text (Editar texto* WordArt), introduza o texto do título (fig. 8.8).

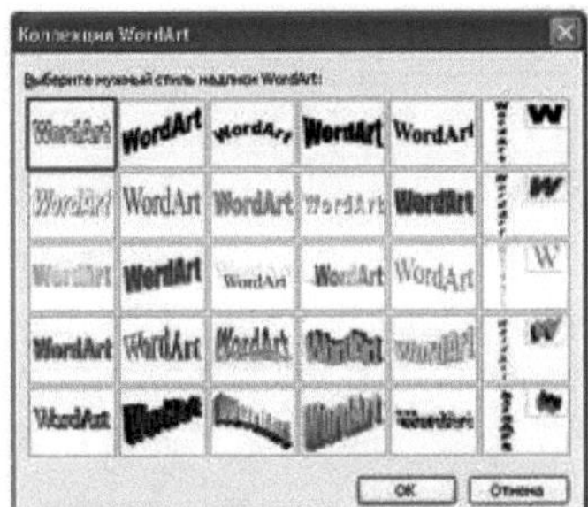

Fig.8.7. Inserir um objeto WordArt num documento

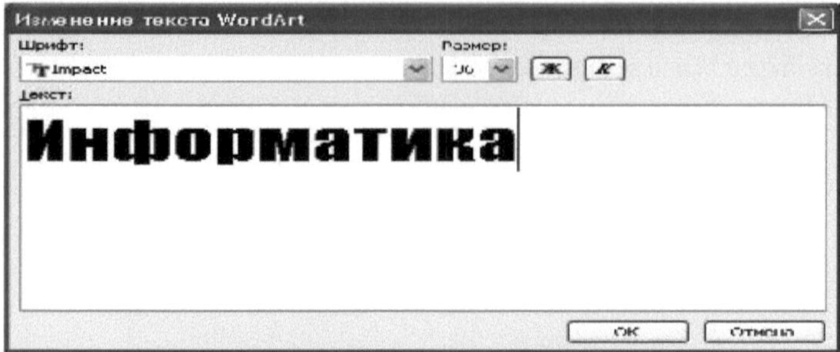

Fig.8.8. Janela de introdução de texto Utilize o WordArt para criar um título para o documento:

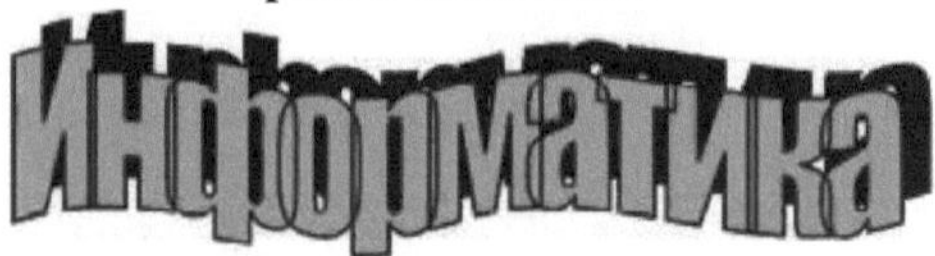

Tarefa 8.7. Inserir imagens no texto

1. Insira 3 imagens no texto do documento utilizando os comandos Inserir / Imagem / Imagens:

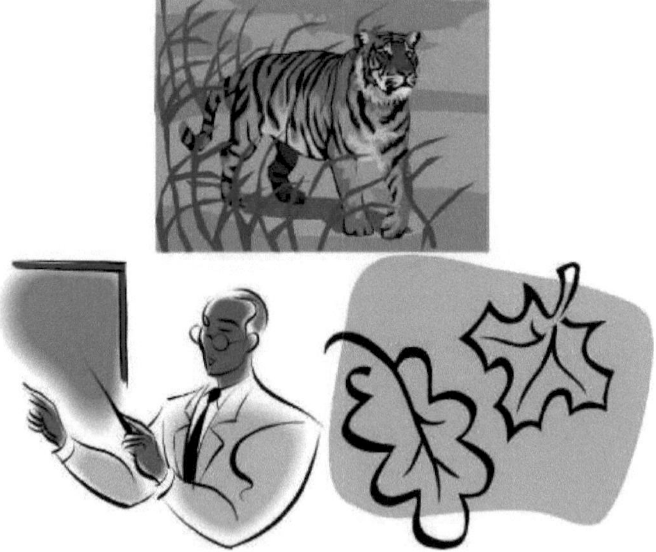

Tarefa 8.8. Formatação de figuras

1. Abrir o ficheiro "Documento 3". Insira um desenho no ficheiro para estudar a formatação (Inserir/Figura/Figuras). Defina diferentes tipos de fluxo de texto à volta da imagem (selecione a imagem com o separador *Formatar/Figura/Posição).* Repara como a posição do texto muda em relação ao desenho.

2. Cortar o desenho em 0,5 cm (separador *Formato/Desenho/Desenho).*

3. Preencher o fundo do desenho (separador *Formatar/Desenho/'Cores e linhas).*

4. Guarde o documento na sua pasta com o nome "Documento 4" *(Ficheiro/Guardar como).*

Tarefa 8.9. Preparar um documento para impressão

Ordem de trabalho

1. Preparar o ficheiro "Documento 4" para impressão. Definir os parâmetros da página (Fig. 8.9):

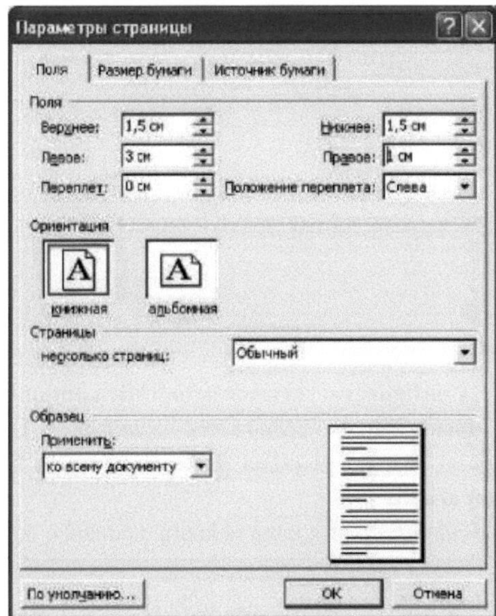

Fig. 8.9. Definição dos parâmetros da página

2. Definir a numeração das páginas *(Inserir/Números de Páginas),* posição - topo da página, alinhamento - direita, com o número da primeira página (Fig. 8.10).

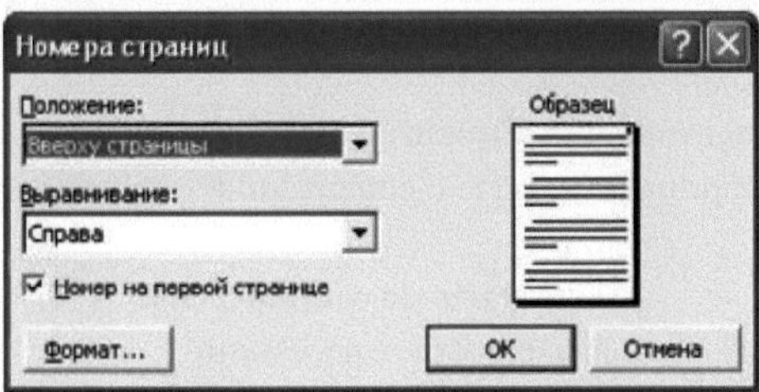

Fig.8.10. Configurar a numeração das páginas 3. O controlo ortográfico é definido pelo comando *Serviço/Ortografia* ou pela tecla [F7].

5. **Definir a verificação ortográfica automática *(separador***

Ferramentas/Preferências/Ortografia, **assinalar a caixa de verificação "Verificar ortografia automaticamente" (Fig. 8.11).**

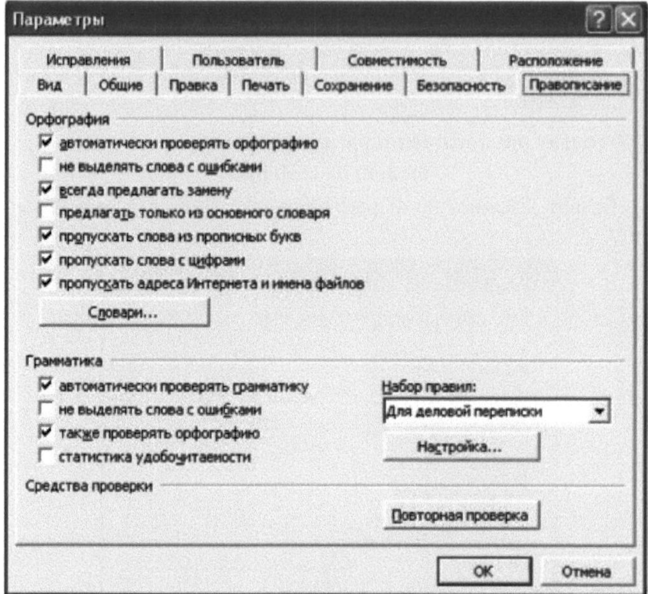

Fig. 8.11. Configurar o corretor ortográfico automático 5.

Pré-visualizar o documento *(Ficheiro/Pré-visualizar).* Especifique várias visualizações de página. Se uma pequena parte do texto no final do documento estiver numa folha separada,

Utilize o botão *Ajustar páginas, o* programa reduzirá o tamanho do tipo de letra e o espaçamento.

Tarefa 8.10. Imprimir um documento

Ordem de trabalho

1. Se pretender imprimir todo o documento numa única cópia, utilize o botão da barra de ferramentas *Imprimir.*
2. Para imprimir um intervalo de páginas ou várias cópias, proceda da seguinte forma - Ficheiro / Imprimir. Definir os números das páginas a imprimir para 1,3 e o número de cópias a imprimir para 2.
3. Imprimir um fragmento do documento. Para tal, selecione o fragmento, dê o comando Formatar/Imprimir e coloque o comutador de páginas na posição "Fragmento selecionado".

Formulário de comunicação:

Durante a realização de trabalhos práticos, é necessário

- Anotar o número e o tema da aula.
- Escrever a tarefa.
- Descrever pormenorizadamente a execução do trabalho.
- Responder às perguntas de controlo.

Questões de controlo:

1. Que formas de criar listas conhece?
2. Qual é a melhor forma de inserir uma letra no texto?
3. Como alterar a caixa do tipo de letra e a direção do texto?
4. Como é que se divide o texto em 3 colunas?
5. Como é que defino os parâmetros da página?

Leitura recomendada: 1.1,1.2, 2.2.

Trabalho prático n.º 9

ORGANIZAÇÃO DE CÁLCULOS NO PROCESSADOR DE FOLHAS DE CÁLCULO MS EXCEL. UTILIZAÇÃO DE FUNÇÕES

Objetivo da aula. Estudo das tecnologias da informação para a organização de cálculos em folhas de cálculo MS Excel. Estudo da tecnologia da informação para a organização de cálculos utilizando funções incorporadas em folhas de cálculo MS Excel.

Tipo de trabalho: frontal

Prazo de execução: 2 horas

Equipamento: PC, Microsoft Excel

O mapa cronológico da aula é de 80 minutos.

Parte organizacional: limpeza das instalações, equipamento, condições sanitárias e de higiene.

A participação dos alunos é de 2 minutos.

Avaliação dos conhecimentos dos alunos: breve resumo do tema, perguntas e respostas com os alunos - 10 minutos.

Definir um novo tema - 20 minutos.

Determinação e consolidação do nível de domínio da matéria - 35 minutos.

Perguntas do teste - 10 minutos.

Trabalho de casa - 3 minutos.

Requisitos de trabalho prático:

1. responder às questões teóricas
2. organizar as tarefas no caderno de actividades práticas

Material teórico

O MS Excel é um sistema universal para efetuar cálculos, procurar e analisar dados, para a sua apresentação gráfica.

Um **documento do MS Excel** é um ficheiro com um nome arbitrário e extensão .xls, destinado ao processamento e armazenamento de dados. Em termos de MS Excel, um ficheiro deste tipo é designado por livro de trabalho.

Um **livro de trabalho do Excel** é um conjunto de folhas de trabalho guardadas num único ficheiro. Podem ser folhas de trabalho, gráficos, diapositivos, macros, folhas de diálogo ou módulos Visual Basic que permitem utilizar a linguagem Visual Basic para desenvolver macros para o Excel.

As folhas de cálculo referem-se à folha de cálculo principal.

Para efetuar cálculos tabulares, são necessárias fórmulas. Uma vez que algumas fórmulas e as suas combinações são muito comuns, o Excel oferece mais de 200 fórmulas pré-programadas chamadas funções.

Todas as funções estão categorizadas para facilitar a sua navegação. O Function Builder incorporado ajuda-o a utilizar corretamente as funções em todas as fases do seu trabalho. Permite-lhe criar e calcular a maioria das funções em dois passos.

O programa contém uma lista completa ordenada alfabeticamente de todas as funções, na qual pode encontrar facilmente uma função se souber o seu nome; caso contrário, deve procurar por categoria. Muitas funções diferem muito ligeiramente, por isso, ao procurar por categoria, é útil utilizar as descrições curtas das funções oferecidas pelo Construtor de Funções. Uma função opera em alguns dados, que são chamados de argumentos. Um argumento de função pode ocupar uma única célula ou ser colocado num grupo inteiro de células. O construtor de função fornece assistência na definição de qualquer tipo de argumento. **Tarefa 9.1. Crie uma tabela para calcular as cotações da taxa de câmbio do dólar**

Os dados iniciais são apresentados na Fig.9.1.

Microsoft Excel - Книга1

Файл Правка Вид Вставка Формат Сервис

E11

	A	B	C	D
1	**Таблица подсчета котировок курса доллара**			
2				
3	**Дата**	**Курс покупки**	**Курс продажи**	**Доход**
4	01.12.2006	31,20	31,40	?
5	02.12.2006	31,25	31,45	?
6	03.12.2006	31,30	31,45	?
7	04.12.2006	31,30	31,45	?
8	05.12.2006	31,34	31,55	?
9	06.12.2006	31,36	31,58	?
10	07.12.2006	31,41	31,60	?
11	08.12.2006	31,42	31,60	?
12	09.12.2006	31,45	31,60	?
13	10.12.2006	31,49	31,65	?
14	11.12.2006	31,49	31,65	?
15	12.12.2006	31,47	31,66	?
16	13.12.2006	31,45	31,68	?
17	14.12.2006	31,50	31,70	?
18	15.12.2006	31,51	31,75	?
19	16.12.2006	31,53	31,75	?
20	17.12.2006	31,56	31,79	?
21	18.12.2006	31,58	31,80	?
22	19.12.2006	31,55	31,80	?
23	20.12.2006	31,59	31,80	?
24				

Figura 9.1. Dados de entrada para a tarefa 9.1.

Ordem de trabalho

1. Inicie o editor de folhas de cálculo do Microsoft Excel (numa instalação padrão do MS Office, execute *Iniciar/Programas/Microsoft Excel)* e crie um novo livro eletrónico *(Ficheiro/Criar)*. Com uma configuração padrão, as barras de ferramentas *Padrão* e *Formatação* abrir-se-ão. Se isso não acontecer, faça uma personalização *(Ferramentas/Configuração/Barras de Ferramentas)*.
2. Aprenda o objetivo dos botões da barra de ferramentas do Microsoft Excel ("Standard" e "Formatação") movendo o cursor sobre eles. Note que alguns botões são semelhantes aos do MS Word e desempenham as mesmas funções *(Criar, Abrir, Guardar, Imprimir,* etc.).
3. Coloque o cursor na célula A1. Introduza o título da tabela "Tabela de cálculo da cotação do dólar".
4. Para desenhar o cabeçalho da tabela, selecione a terceira linha (clicando no

número da linha), defina a ordem das palavras utilizando o comando *Formatar/Células/Alinhamento de células/Substituir por* palavras, selecione o alinhamento horizontal e vertical - "centro" (Fig. 9.2).

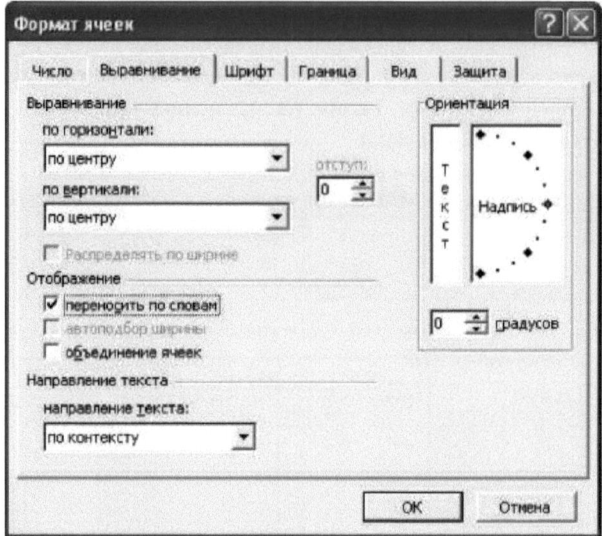

Figura 9.2. Definir a hifenização de palavras ao formatar células

5. Nas células da terceira linha, a partir da célula A3, introduza os nomes das colunas da tabela - "Data", "Taxa de compra", "Taxa de venda", "Rendimento". Altere a largura das colunas a partir do menu principal utilizando os comandos *Formatar/Coluna/Largura, enquanto* move o rato na linha dos nomes das colunas (A, B, C, etc.).

6. Preencher a tabela com os dados iniciais de acordo com a tarefa 9.1.

Para introduzir um intervalo de valores de datas, escreva a primeira data 01.12.06 e copie automaticamente até à data 20.12.06 (agarre o marcador de preenchimento automático localizado no canto inferior direito da célula com o botão esquerdo do rato e arraste-o para baixo).

7. Formate os valores das taxas de compra e venda. Para isso, selecione o bloco de dados, começando no canto superior esquerdo do bloco (a partir da célula B4) até ao canto inferior direito (até à célula C23); abra a janela *Formatar Células* usando o comando *Formatar/Célula/Número* e defina o formato como *Monetário,* designação da moeda - "não". Defina o número de casas decimais igual a 2 (Figura 9.3).

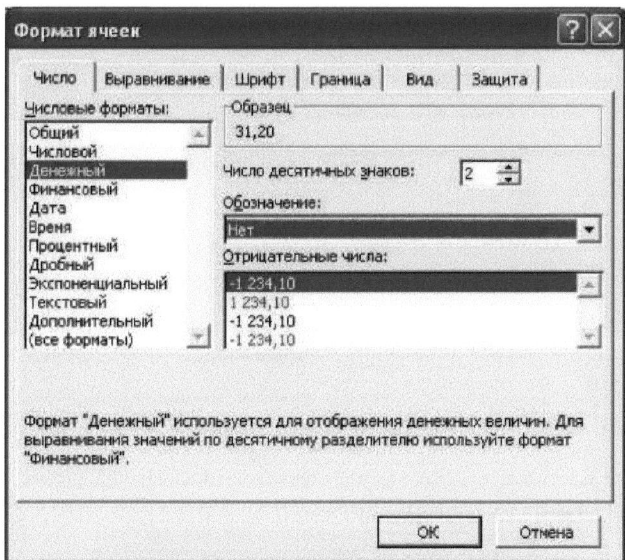

Fig. 9.3. Definir o formato dos números

Inicialmente, é selecionado um bloco de células - o objeto de ação - e, em seguida, é selecionado um comando de menu para execução.

Para selecionar um bloco de células não contíguas, deve primeiro manter premida a tecla [Ctrl] enquanto seleciona as áreas necessárias.

8. Calcular na coluna "Rendimento" utilizando a fórmula *Rendimento = Taxa de venda - Taxa de compra,* na célula D4 escrever a fórmula = *C4-B4* (são utilizadas letras latinas nos endereços das células). Introduzir a fórmula de cálculo na célula D4 e, em seguida, copiar automaticamente a fórmula.

Para copiar automaticamente uma fórmula, faça o seguinte: mova o cursor para o marcador de preenchimento automático localizado no canto inferior direito da célula; quando o cursor se assemelhar a uma cruz preta, clique no botão esquerdo do rato e arraste a fórmula para baixo através das células. Pode fazer uma cópia automática fazendo duplo clique no marcador de preenchimento automático se não existirem células vazias na coluna esquerda adjacente.

9. Para as células com o resultado dos cálculos, defina o formato *Financeiro (Formato/Células/separador Número/Formato financeiro,* sinal de moeda - "p.", *número de* casas decimais definido para 2*)*. - No caso de rublos, definir o número de casas decimais igual a 2).

10. Enquadre a tabela (Fig.9.4). Para o fazer, selecione um bloco de células da tabela começando no canto superior esquerdo ou no canto inferior direito da tabela. Abra a janela de *Enquadramento de Tabela* usando *o* comando *de separador Formatar/Células/Bordas*. Defina a cor castanha das linhas. Selecione uma linha fina para as linhas interiores e uma linha contínua mais grossa para o contorno. O layout

mostra a aparência final da formatação da borda, portanto, clique em *OK* quando estiver satisfeito com a aparência da borda no layout.

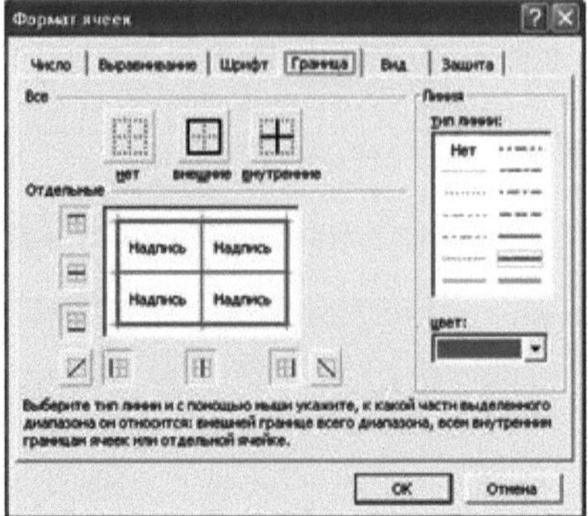

Figura 9.4. Enquadramento da mesa

11. Depois de selecionar as células com os resultados dos cálculos, preencha-as com a cor azul clara *(separador Format/Cells/View) (Fig. 9.5)*.

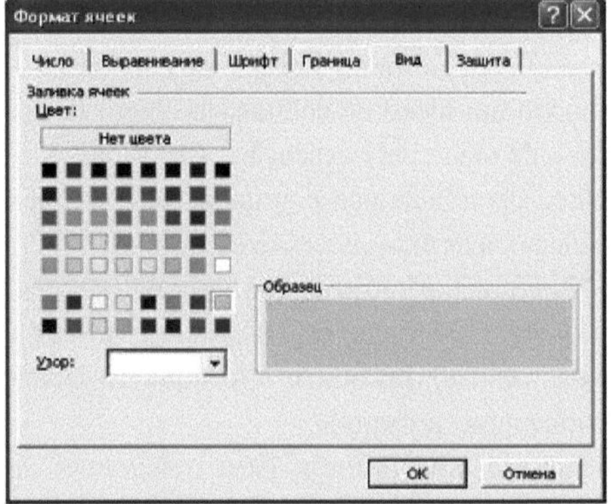

Figura 9. 5. Preenchimento das células da tabela

12. Formate o cabeçalho da tabela. Para tal, selecione o intervalo de células de A1 a D1, junte-as utilizando o botão *Juntar e centrar* da barra de ferramentas ou o comando de menu *(Formato/Células/Alinhamento/ Separador Apresentação - Juntar Células).* Defina o tipo de letra para negrito e a cor para a sua preferência. A vista final da tabela é mostrada na Fig. 9.6.

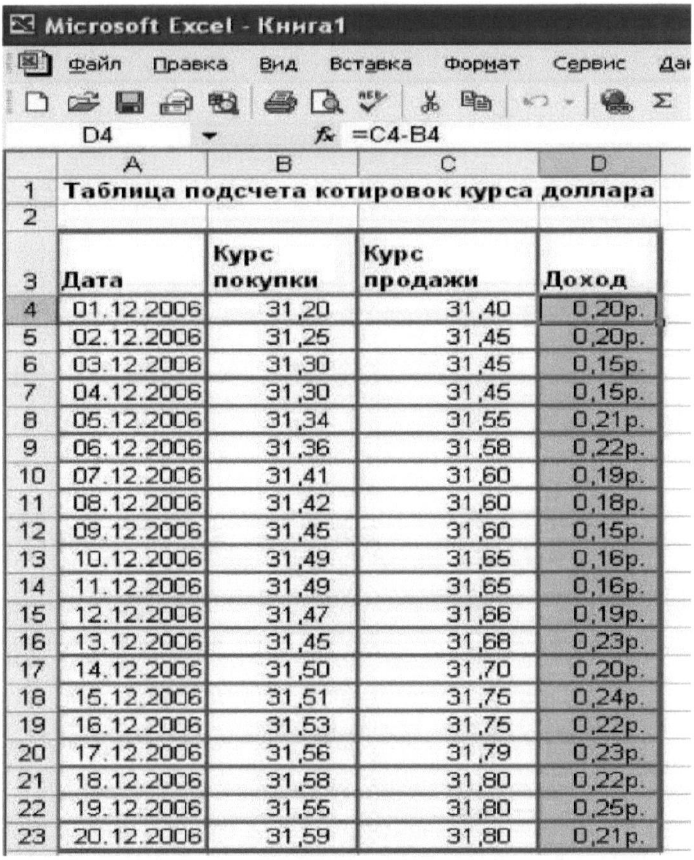

Microsoft Excel - Книга1

Файл Правка Вид Вставка Формат Сервис Дан

D4 fx =C4-B4

	A	B	C	D
1	Таблица подсчета котировок курса доллара			
2				
3	Дата	Курс покупки	Курс продажи	Доход
4	01.12.2006	31,20	31,40	0,20р.
5	02.12.2006	31,25	31,45	0,20р.
6	03.12.2006	31,30	31,45	0,15р.
7	04.12.2006	31,30	31,45	0,15р.
8	05.12.2006	31,34	31,55	0,21р.
9	06.12.2006	31,36	31,58	0,22р.
10	07.12.2006	31,41	31,60	0,19р.
11	08.12.2006	31,42	31,60	0,18р.
12	09.12.2006	31,45	31,60	0,15р.
13	10.12.2006	31,49	31,65	0,16р.
14	11.12.2006	31,49	31,65	0,16р.
15	12.12.2006	31,47	31,66	0,19р.
16	13.12.2006	31,45	31,68	0,23р.
17	14.12.2006	31,50	31,70	0,20р.
18	15.12.2006	31,51	31,75	0,24р.
19	16.12.2006	31,53	31,75	0,22р.
20	17.12.2006	31,56	31,79	0,23р.
21	18.12.2006	31,58	31,80	0,22р.
22	19.12.2006	31,55	31,80	0,25р.
23	20.12.2006	31,59	31,80	0,21р.

Fig.9.6 Vista final da mesa

13. Renomeie o atalho *da Folha* com o nome "Taxa do dólar". Para o fazer, faça duplo clique no atalho e escreva um novo nome. Pode utilizar o comando *Renomear* do menu de contexto do botão direito do rato do atalho.

Tarefa 9.2. Criar uma tabela para calcular a receita total Ordem de trabalho

Os dados iniciais são apresentados na Fig. 9.7

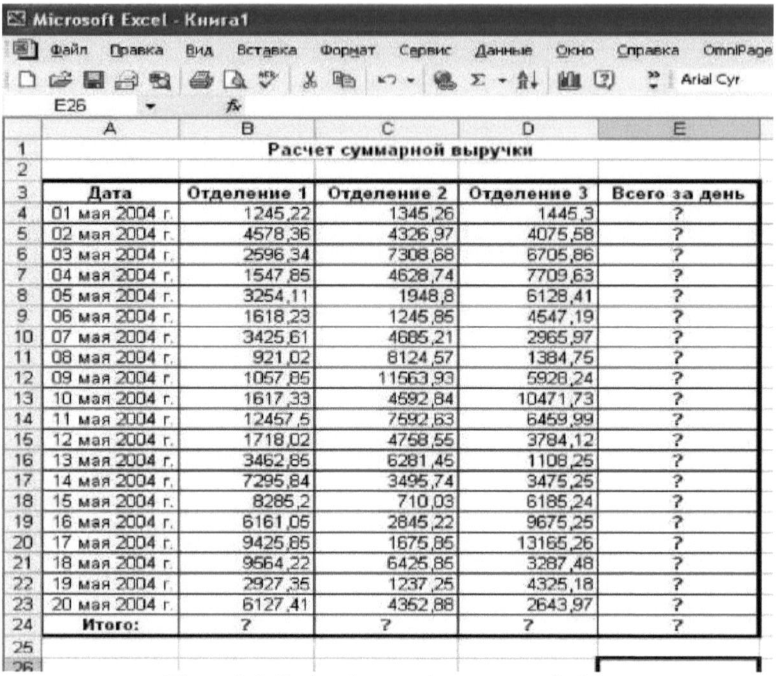

Microsoft Excel - Книга1

Файл Правка Вид Вставка Формат Сервис Данные Окно Справка OmniPage

Arial Cyr

E26

	A	B	C	D	E
1	Расчет суммарной выручки				
2					
3	Дата	Отделение 1	Отделение 2	Отделение 3	Всего за день
4	01 мая 2004 г.	1245,22	1345,26	1445,3	?
5	02 мая 2004 г.	4578,36	4326,97	4075,58	?
6	03 мая 2004 г.	2596,34	7308,68	6705,86	?
7	04 мая 2004 г.	1547,85	4628,74	7709,63	?
8	05 мая 2004 г.	3254,11	1948,8	6128,41	?
9	06 мая 2004 г.	1618,23	1245,85	4547,19	?
10	07 мая 2004 г.	3425,61	4685,21	2965,97	?
11	08 мая 2004 г.	921,02	8124,57	1384,75	?
12	09 мая 2004 г.	1057,85	11563,93	5928,24	?
13	10 мая 2004 г.	1617,33	4592,84	10471,73	?
14	11 мая 2004 г.	12457,5	7592,63	6459,99	?
15	12 мая 2004 г.	1718,02	4758,55	3784,12	?
16	13 мая 2004 г.	3462,85	6281,45	1108,25	?
17	14 мая 2004 г.	7295,84	3495,74	3475,25	?
18	15 мая 2004 г.	8285,2	710,03	6185,24	?
19	16 мая 2004 г.	6161,05	2845,22	9675,25	?
20	17 мая 2004 г.	9425,85	1675,85	13165,26	?
21	18 мая 2004 г.	9564,22	6425,85	3287,48	?
22	19 мая 2004 г.	2927,35	1237,25	4325,18	?
23	20 мая 2004 г.	6127,41	4352,88	2643,97	?
24	Итого:	?	?	?	?
25					
26					

Figura 9.7. Dados de entrada para a tarefa 9.2

1. Navegue até à *Folha2* clicando na etiqueta *Folha2,*

Isto abrirá uma nova página em branco do livro eletrónico.

2. Na *Folha 2,* crie uma tabela para calcular a receita total de acordo com a amostra. Na célula A4, defina o formato da data, como mostra a Fig. 7 (Formato/Célula/Célula/Número/Formato *Numérico Data,* selecione o tipo de data com o mês escrito como texto - "1 de maio de 2004"). De seguida, copie a data para a coluna de cópia automática.

3. Escreva as palavras "Divisão 1" na célula BZ e copie-as para a direita nas células CZ e D3.

4. Realce a área das células B4:E24 e defina o formato monetário para duas casas decimais. Introduza os dados numéricos.

5. Efetuar os cálculos na coluna "E".

Fórmula de cálculo

Total do dia = Ramo I + Ramo 2 + Ramo 3, na célula E4, digite a fórmula = *B4 + C4 + D4.* Copie a fórmula para toda a coluna da tabela. Lembre-se de que as fórmulas de cálculo são inseridas apenas na célula superior da coluna e, em seguida, são

são copiados para a coluna.

6. Na célula B24, calcule a soma dos valores dos dados da coluna "B" (soma da coluna "Divisão 1"). Para resumir uma grande quantidade de dados, é conveniente utilizar o botão *Soma automática na* barra de ferramentas. Para o fazer, coloque o cursor na célula B24 e faça duplo clique no botão Soma automática. Os dados da

coluna "B"   serão adicionados.

7. Copie a fórmula da célula B24 para as células C24 e D24, copiando automaticamente utilizando o marcador de preenchimento automático.
8. Definir linhas à volta da tabela e formatar a tabela e o cabeçalho criados.
9. Renomeie a etiqueta *da Folha 2* com o nome "Receita". Para fazer isso, clique duas vezes no atalho e digite o novo nome. Também é possível usar o comando *Renomear* do menu de contexto do botão direito do mouse no atalho.
10. O resultado é um livro eletrónico com duas tabelas em duas folhas. Guarde o livro eletrónico criado na sua pasta com o nome "Cálculos".

Tarefa 9.3. Copie a tabela de cotações da taxa de câmbio do dólar (tarefa 16.1, folha "Taxa de câmbio do dólar") e calcule os valores médios, máximos e mínimos das taxas de compra e venda do dólar na tabela. Efectue o cálculo utilizando o "Assistente de funções"

Ordem de trabalho

Copie o conteúdo da planilha Taxa de dólar para uma nova planilha *(Editar/Mover/Copiar planilha)*. É possível usar o comando *Mover/Copiar* no menu de contexto de atalho. Não se esqueça de marcar a caixa *Criar* cópia para copiar.

Pode deslocar e copiar folhas arrastando as respectivas etiquetas (mantenha premida a tecla [Ctrl] para copiar).

Referência rápida. Para realçar os valores máximo/mínimo, coloque o cursor na célula de cálculo, selecione a função *MÁX (MÍN)* integrada do Excel na categoria Estatística, realce o intervalo de células de valor da coluna B4: B23 como o primeiro número (para o segundo cálculo, realce o intervalo C4: C23).

Formulário de comunicação:

Durante a realização de trabalhos práticos, é necessário

- Anotar o número e o tema da aula.
- Escrever a tarefa.
- Descrever pormenorizadamente a execução do trabalho.
- Responder às perguntas de controlo.

Questões de supervisão:

1. Descrever a funcionalidade do processador de folhas de cálculo MS EXCEL.
2. O que é um livro EXCEL? Que extensão tem o ficheiro correspondente?
3. O que é uma folha EXCEL?
4. Como é que defino as opções de página de impressão no EXCEL?
5. Indicar as regras gerais de escrita de fórmulas no MS EXCEL.
6. Descrever o algoritmo de utilização do assistente de funções do MS EXCEL.

Leitura recomendada: 1.1,1.2, 2.2.

Trabalho prático n.º 10

TRAÇADO E FORMATAÇÃO DE DIAGRAMAS NO MS EXCEL

Objetivo da aula. Estudo de tecnologias de informação de representação de dados sob a forma de diagramas em MS Excel.

Tipo de trabalho: frontal

Prazo de execução: 2 horas

Equipamento: PC, Microsoft Excel

O mapa cronológico da aula é de 80 minutos.

Parte organizacional: limpeza das instalações, equipamento, condições sanitárias e de higiene.

A participação dos alunos é de 2 minutos.

Avaliar a aprendizagem dos alunos: uma breve panorâmica do tema,

Perguntas e respostas com os alunos - 10 minutos.

Definir um novo tema - 20 minutos.

Determinação e consolidação do nível de domínio da matéria - 35 minutos.

Perguntas do teste - 10 minutos.

Trabalho de casa - 3 minutos.

Requisitos de trabalho prático:

1. Responder às questões teóricas
2. Organizar as tarefas no caderno de actividades práticas

Material teórico

Diagrama. Utilizando a ferramenta Assistente de Diagramas, pode construir diagramas de diferentes tipos (gráfico, gráfico de barras, gráfico de tartes). Dependendo do tipo selecionado, o diagrama pode conter diferentes elementos. Na maioria dos diagramas, os dados são colocados entre dois eixos *OX* (argumentos) e OU (valores) e contêm elementos: legendas dos eixos (%, meses), legendas, título do diagrama, marcadores de dados, linhas de dados, linhas de grelha.

Tarefa 1. Criar uma tabela "Cálculo da percentagem de organizações documentadas" e construir um gráfico circular com base nos resultados dos cálculos

Os dados iniciais são apresentados na Fig. 10.1 **e** os resultados do trabalho são apresentados na Fig. 10.6.

Ordem de trabalho

1. Inicie o editor de folhas de cálculo do Microsoft Excel. Abra o ficheiro de *cálculos* criado no Estudo de Caso 10 *(Ficheiro / Abrir).*
2. Renomeie a etiqueta *da Folha 3*, dando-lhe o nome Gravidade específica.
3. Na ficha "Peso específico", criar o quadro "Cálculo do peso específico das organizações documentadas" utilizando o exemplo apresentado na Fig. 10.1.

Nota. Ao introduzir dados de texto que começam com um traço ou outro sinal matemático, prima primeiro a tecla *Espaço* - sinal de dados de texto, e depois prima o traço e o texto (estado, - município, etc.).

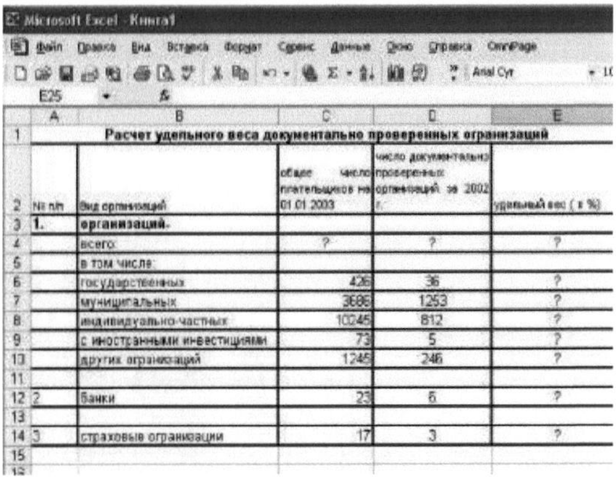

Расчет удельного веса документально проверенных организаций

	A	B	C	D	E
2	№ п/п	Вид организаций	общее число плательщиков на 01.01.2003	число документально проверенных организаций за 2002 г.	удельный вес (в %)
3	1.	**организаций.**			
4		всего:	?	?	?
5		в том числе:			
6		государственных	426	36	?
7		муниципальных	3686	1253	?
8		индивидуально-частных	10245	812	?
9		с иностранными инвестициями	73	5	?
10		других организаций	1245	246	?
11					
12	2	Банки	23	6	?
13					
14	3	страховые организации	17	3	?

Fig. 10.1 Dados iniciais para a tarefa 10.3.

4. Efetuar os cálculos no quadro. Fórmula de cálculo

Peso específico = Número de organizações auditadas/Número total de pagadores.

Na coluna Peso específico, defina o formato de percentagem dos números, e o software multiplicará os dados por 100 e adicionará um sinal de percentagem.

5. Desenhe um diagrama (gráfico de pizza) com base nos resultados dos cálculos utilizando o assistente de diagramas.

Para tal, selecionar o intervalo de células E7:E11 com os dados do cálculo de resultados e selecionar o comando *Inserir/Diagrama.*

No primeiro passo do trabalho com o assistente de diagramas, selecione o tipo de diagrama - *Gráfico de tartes (versão em volume do gráfico de tartes cortado)* (Fig. 10.2).

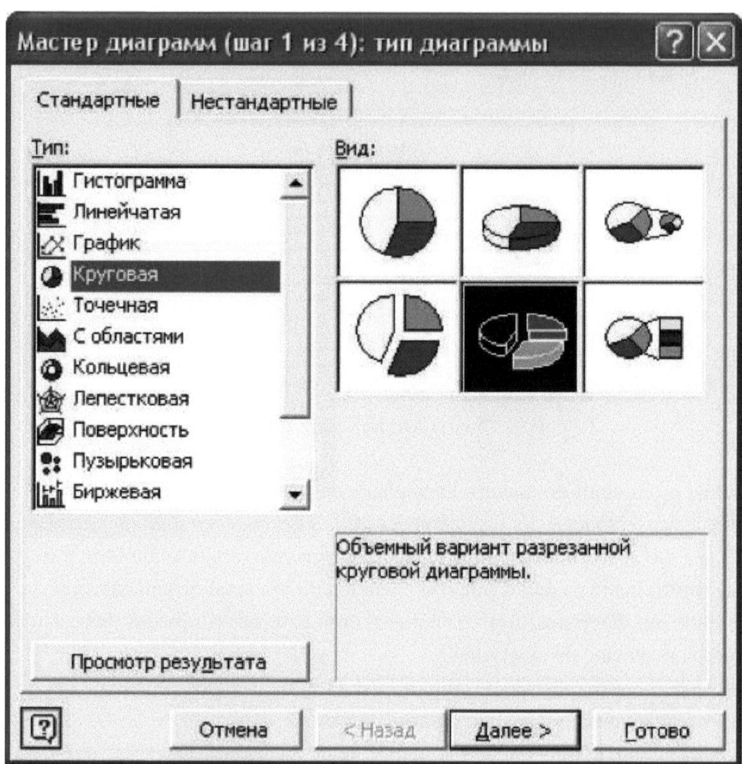

Fig. 10.2 Seleção do tipo de diagrama

Na segunda etapa, no separador *Linha*, na caixa *Legendas das categorias*, especifique o intervalo das células B7: B11 (Figura 10.3).

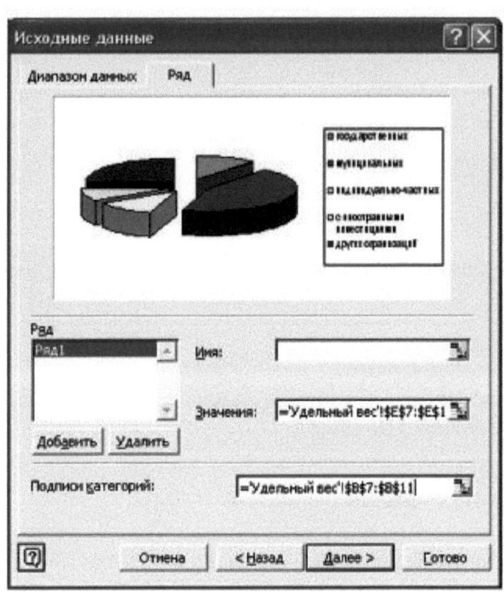

Fig. 10.3 Definir legendas de categoria ao desenhar diagramas

O terceiro passo do assistente de diagrama. Introduza o nome do diagrama no separador *Títulos;* especifique as legendas dos valores no separador *Legendas dos dados* (Fig. 10.4).

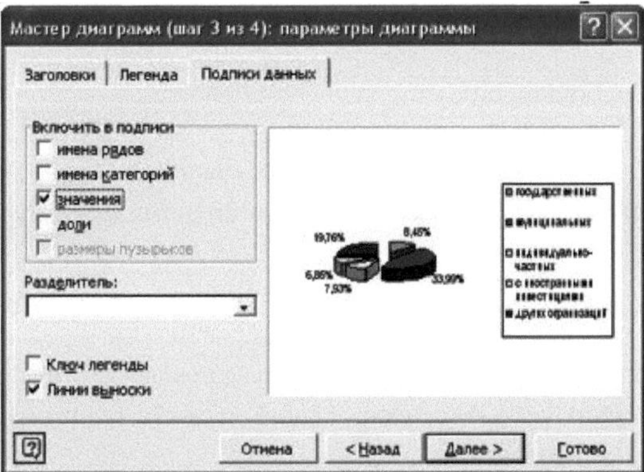

Fig. 10.4 Definir as legendas dos valores do gráfico de pizza

O quarto passo do assistente de diagrama. Colocar o diagrama na folha existente (Fig. 10.5).

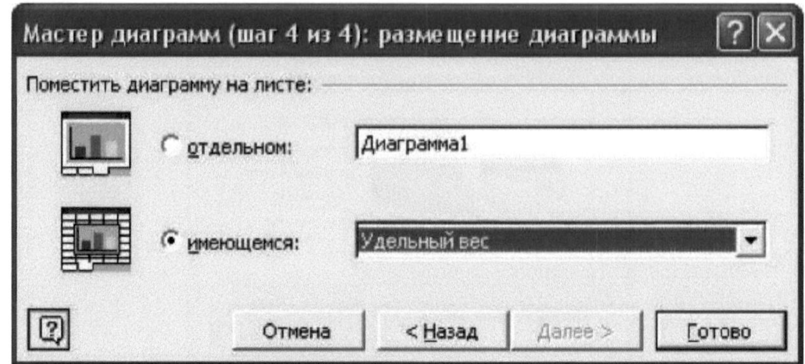

Fig. 10.5 Definir a localização do diagrama

A vista final do diagrama é apresentada na Fig. 10.6.

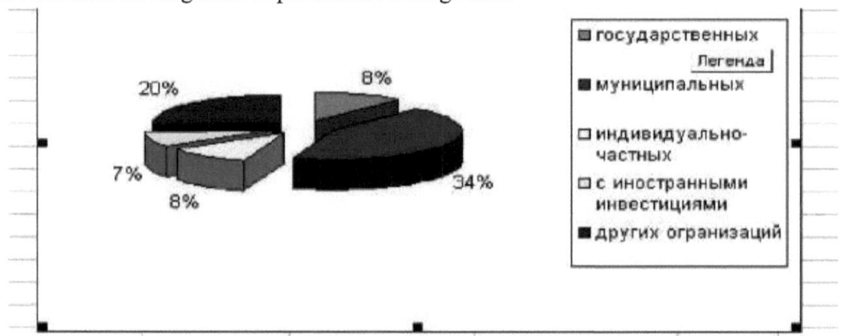

Fig. 10.6 Vista final do diagrama

Tarefa 10.2 Formatação do diagrama "Cálculo da quota-parte de organizações documentadas"

Ordem de trabalho

1. Active o diagrama clicando nele com o rato, enquanto o faz

Os marcadores aparecerão nos cantos do diagrama e nos pontos médios dos lados.

2. Utilize o rato para mover o diagrama por baixo da tabela, redimensionar o diagrama (passe o rato sobre os marcadores).

Preencher o fundo do diagrama. Para o fazer, faça duplo clique na área do diagrama. Na janela de *formatação* aberta na *área do diagrama* (Fig. 10.7), selecione a cor amarela

e clique no botão Fill *methods (Métodos de* preenchimento*) (Fig. 10.8).*

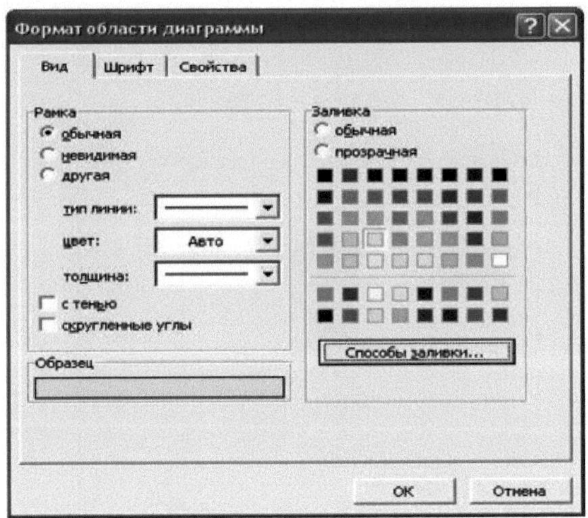

Fig. 10.7 Janela de diálogo do formato da área do diagrama

3. Na janela *Métodos de preenchimento* que se abre, no separador *Gradiente*, utilize o cursor para selecionar o grau de sombreamento e especifique o tipo de hachura *Vertical e*, em seguida, clique duas vezes em *OK.*

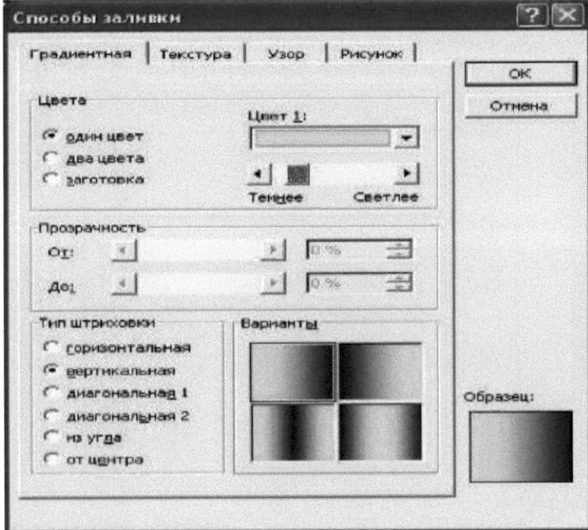

Fig.10.8 Janela de diálogo dos métodos de preenchimento

4. formatar a legenda do diagrama (a caixa do lado direito do diagrama).

Clique no rato para ativar a área da legenda e faça duplo clique para abrir a janela *Formato* da legenda. No separador *Ver*, clique no botão *Métodos de preenchimento.* Na caixa de diálogo *Métodos de preenchimento* que se abre, selecione o separador

Textura, especifique o tipo de textura *Mármore branco* e clique em *OK* (Figura 10.9).

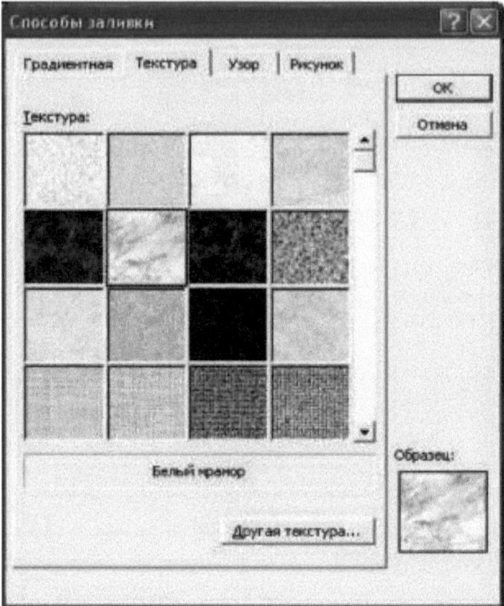

Fig. 10.9. Definir a textura de fundo da legenda

5. Sombreie um sector (fatia) do gráfico circular. Para tal, selecione uma fatia (faça dois cliques simples na fatia, os marcadores devem mover-se para a fatia). Faça duplo clique na fatia selecionada para abrir a caixa de diálogo *Formatar série de dados,* selecione uma cor e clique no botão *Métodos de preenchimento*. Na janela *Fill* Methods (Métodos de preenchimento) que se abre, no separador *Pattern (Padrão*), selecione a hachura diagonal e clique duas vezes em *OK* (Figura 10.10).

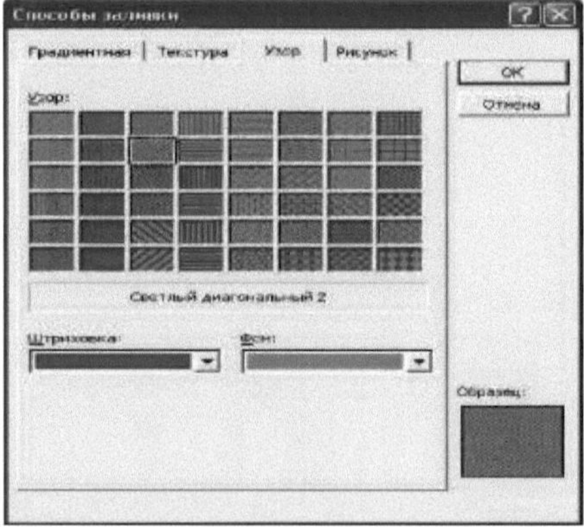

Fig. 10.10. Definir a hachura de um item de dados

6. Formate as legendas dos dados (valores 34%, 8%, etc.). Para o fazer, faça duplo clique num dos valores numéricos das legendas dos dados e, na janela aberta *Formato das legendas dos dados*, no separador *Tipo de letra*, defina: negrito e itálico - 14 pt., tipo de letra - Anal Sug (Fig. 10.11).

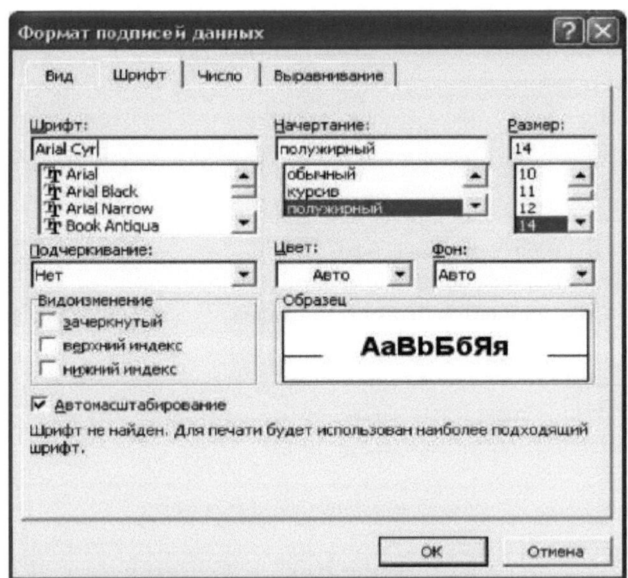

Figura 10. 11. Definir o formato das legendas dos dados do diagrama

7. Ampliar a área do diagrama. Para realizar esta formatação, clique no centro do "bolo de camadas" do diagrama, o que activará a área do diagrama. Altere o tamanho da área de construção do diagrama com o rato através dos marcadores de canto.

8. Copie o diagrama criado (depois de selecionar o diagrama, utilize os comandos *Editar / Copiar, Editar / Colar).*

9. Altere o tipo de diagrama para um gráfico de barras. Para tal, torne o diagrama ativo clicando com o rato e, em seguida, clique com o botão direito do rato na área do diagrama para chamar as *Propriedades* do Diagrama*,* selecione o comando *Tipo de Diagrama* e especifique o tipo - *Histograma.* Observe as alterações que ocorreram no diagrama.

10. Guardar o ficheiro atual *(Ficheiro / Guardar).*

Tarefa 10.3 Criar uma tabela "Resumo do cumprimento do plano". Construir um gráfico e um diagrama com base nos resultados dos cálculos

Ordem de trabalho

Os dados iniciais são apresentados na Fig. 10.12.

Сводка о выполнении плана

	Наименование	План выпуска	Фактически выпущено	% выполнения плана
1	Сводка о выполнении плана			
2				
3	Наименование	План выпуска	Фактически выпущено	% выполнения плана
4	Филиал №1	3165	3270	?
5	Филиал №2	4201	4507	?
6	Филиал №3	3400	2708	?
7	Филиал №4	1364	1480	?
8	Филиал №5	2795	3270	?
9	Филиал №6	5486	4587	?
10	Филиал №7	35187	2708	?
11	Филиал №8	2577	1480	?
12	Всего:	?	?	?
13				

Fig. 10.12. Dados de entrada para a tarefa 10.3.

Se necessário, são adicionadas novas folhas do livro eletrónico utilizando *o* comando *Inserir/Folha.*

Renomeie a etiqueta *da Folha 4*, atribuindo-lhe o nome "Plan Execution" (Execução do plano).

Fórmulas de cálculo:

% de *cumprimento do plano = produção real/produção planeada;*

Total = soma dos valores de cada coluna.

Efetuar a gravação do ficheiro atual *(Ficheiro/Guardar).*

Tarefa 10.4 Criar uma tabela "Cálculo dos salários". Crie um histograma e um gráfico de pizza com base nos resultados dos cálculos

Ordem de trabalho

Selecione os dados a traçar mantendo premida a tecla [Ctrl].

Os dados iniciais são apresentados na Fig. 10.13.

F19

	A	B	C	D	E	F
1	РАСЧЕТ ЗАРАБОТНОЙ ПЛАТЫ ЗА 1 КВАРТАЛ					
2						
3						ЗА ЯНВАРЬ
4	ФИО	Оклад	Премия 20%	Итого начислено	Подоходный налог 13%	Итого к выдаче
5	Баранова Л.В.	15000	?	?	?	?
6	Васильев С.Н.	8000	?	?	?	?
7	Петрова А.Г.	11000	?	?	?	?
8	Петухова О.С.	9800	?	?	?	?
9	Савин И.Н.	12500	?	?	?	?
10						

Fórmulas de cálculo:

Bónus = Salário x *0,2;*

Total acumulado = Salário + Bónus;

Imposto sobre o rendimento = Total acumulado x *0,13;*

Total a pagar = Total acumulado - Imposto sobre o rendimento.

Formulário de comunicação:

Durante a realização de trabalhos práticos, é necessário

- Anotar o número e o tema da aula.
- Escrever a tarefa.
- Descrever pormenorizadamente a execução do trabalho.

- Responder às perguntas de controlo.

Questões de controlo:

1. Indique os elementos básicos de um diagrama de processador do MS EXCEL.
2. Que tipos de diagramas podem ser criados no MS EXCEL?
3. Descrever o algoritmo de criação de um diagrama no MS EXCEL.

Leitura recomendada: 1.1,1.2, 2.2.

Trabalho prático n.º 11

CONCEPÇÃO DE UMA BASE DE DADOS EM MS ACCESS SUBDATABASE

Objetivo da aula. Estudar a tecnologia da informação para criar uma base de dados vazia manualmente e com a ajuda de modelos utilizando o assistente no sistema de gestão de bases de dados (SGBD) Microsoft Access. Estudo dos objectos da base de dados de formação "Borey".

Tipo de trabalho: frontal

Prazo de execução: 2 horas

Equipamento: PC, Microsoft Access

O mapa cronológico da aula é de 80 minutos.

Parte organizacional: limpeza das instalações, equipamento, condições sanitárias e de higiene.

A participação dos alunos é de 2 minutos.

Avaliação dos conhecimentos dos alunos: breve resumo do tema, perguntas e respostas com os alunos - 10 minutos.

Definir um novo tema - 20 minutos.

Determinação e consolidação do nível de domínio da matéria - 35 minutos.

Perguntas do teste - 10 minutos.

Trabalho de casa - 3 minutos.

Requisitos de trabalho prático:

1. responder às questões teóricas
2. organizar as tarefas no caderno de actividades práticas

Material teórico

O MS Access é um componente do MS Office concebido para trabalhar com bases de dados. Quando se começa a trabalhar com o Access, é criada uma nova base de dados, atribuindo o nome original e a extensão .mdb ao ficheiro da base de dados.

Cada base de dados tem uma janela de base de dados. Esta janela contém o painel *Objectos* com os botões *Tabelas, Consultas, Formulários, Relatórios, Páginas, Macros* e *Módulos*. A janela da base de dados também contém a sua própria barra de ferramentas.

Os objectos de base de dados do Basic Access podem ser criados no modo *Assistente* e no modo *Construtor*.

Uma **tabela** é utilizada para armazenar dados sob a forma de registos (linhas) e campos (colunas). Normalmente, cada tabela é utilizada para armazenar o mesmo tipo de dados para uma pergunta específica.

Consultas - permite-lhe definir condições para a seleção de dados e fazer alterações aos dados.

Formulários - utilizados para introduzir, visualizar e editar informações.

As páginas *são* ficheiros HTML que permitem visualizar dados utilizando o browser Internet Explorer.

Relatórios - permitem-lhe resumir e imprimir informações.

Macros - executam uma ou mais operações automaticamente.

Módulos - um programa para automatizar e configurar funções da base de dados escrito em linguagem VB (Visual Basic).

Tarefa 11.1 Criar uma base de dados vazia

Ordem de trabalho

1. Iniciar o programa do SGBD Microsoft Access. Para o fazer com uma instalação padrão do MS Office, execute: *Iniciar/Programas/ Microsoft Access.* Na janela *do Microsoft Access* que se abre para abrir ou selecionar uma base de dados (BD), clique em *Cancelar.*
2. Explore a interface do programa movendo o rato para diferentes elementos do ecrã.
3. Selecionar o comando *Ficheiro/Criar e* abrir-se-á *uma* caixa de diálogo no ecrã *Criação* com dois separadores - *Geral* e *Bases de dados* (Fig. 1.1):

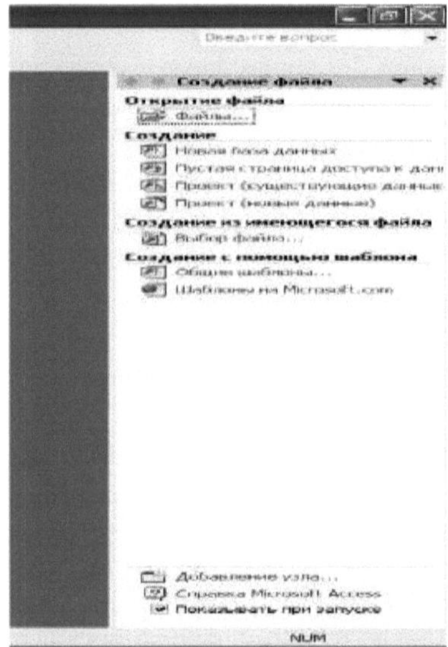

Fig. 11.1 Janela de diálogo de criação

- O separador *Geral* destina-se a criar uma nova base de dados vazia;
- O separador *Bases de dados* permite-lhe criar uma base de dados utilizando o assistente e selecionar uma amostra que contenha a maioria dos objectos da base de dados necessários para um determinado assunto.

4. Vá para o separador *General (Geral*) e clique no botão *OK* na parte inferior da caixa de diálogo. *A* caixa de diálogo *New Database File (Novo ficheiro de base de dados)* será aberta no ecrã (Fig. 11.2).
5. Na lista pendente Pasta, selecione a pasta Os meus documentos, onde irá guardar a base de dados, e no campo Nome *do ficheiro* introduza o nome da base de dados "A minha base de dados em branco" (pode introduzir o seu apelido no nome da base de dados). A extensão do nome do ficheiro (mdb) pode ser omitida, porque, por defeito, o campo de entrada *Tipo de ficheiro* está definido para "Base de dados do Microsoft

Access".

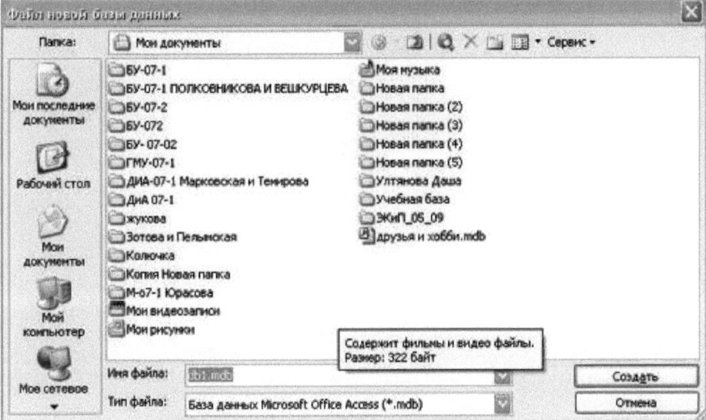

Fig. 11.2 Janela de diálogo do novo ficheiro de base de dados

6. Depois de introduzir o nome da base de dados a ser criada, clique no botão *Criar*. A janela *da base* de dados abre-se no ecrã (Fig. 11.3). Observe a interface da janela da base de dados.

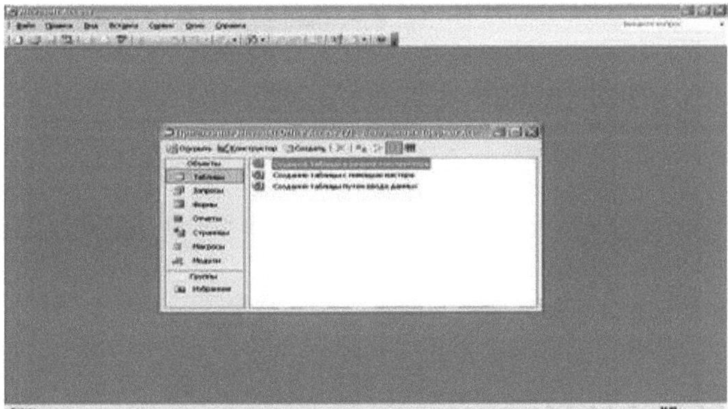

Fig. 11.3 Janela da nova base de dados

7. Familiarize-se com as propriedades da sua base de dados com o comando *Database Properties* (Fig.11.4). Defina o tamanho da base de dados criada.

Свойства: db1
Общие
Сводка
db1
Тип файла: Приложение Microsoft Access
Приложение: Microsoft Access
Изменить...
Размещение: C:\Documents and Settings\НАТАЛЬЯ\Мои докумен
Размер: 92,0 КБ (94 208 байт)
На диске: 92,0 КБ (94 208 байт)
Создан: 24 октября 2007 г., 19:13:02
Изменен: 24 октября 2007 г., 19:13:05
Открыт: 24 октября 2007 г., 19:13:05
Атрибуты: Только чтение Скрытый
Другие...
ОК
Отмена

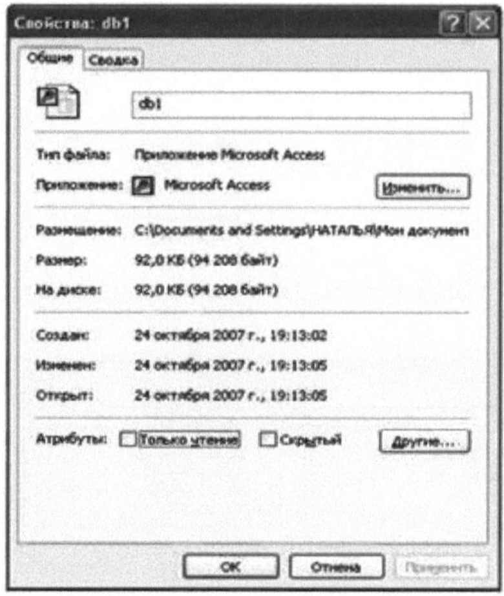

Fig. 11.4 Janela das propriedades da base de dados

8. Feche a base de dados vazia que criou.

Tarefa 11.2: Criar uma base de dados vazia utilizando modelos com as ferramentas do assistente

Ordem de trabalho

1. Selecionar o comando *Ficheiro/Criar* ou premir as teclas [Ctrl]-[N]. *A* caixa de diálogo *Criar*, com dois separadores, abre-se no ecrã.

2.. Clique no separador Criar com modelo - Modelos comuns.

A lista das bases de dados (modelos) oferecidas pelo assistente é apresentada no ecrã (Fig. 11.5).

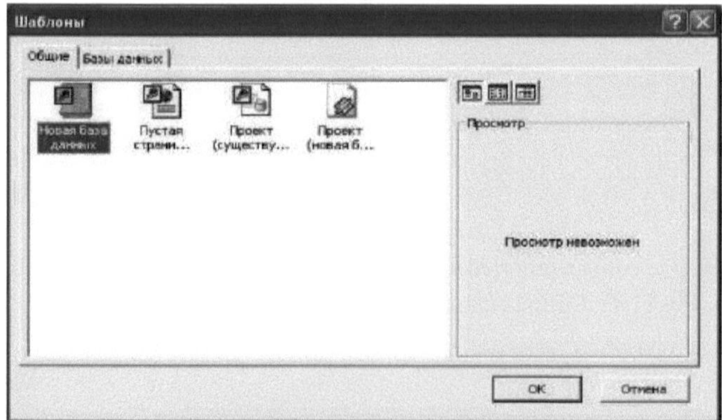

Fig.11.5 Separador *da base de dados*

3. Selecione a base de dados de amostra "Contactos" na lista e inicie o assistente da base de dados premindo o botão *OK*.

4. Na lista pendente Pasta, selecione a pasta Os meus documentos onde pretende guardar a base de dados, introduza o nome da base de dados Os meus

contactos no campo Nome *do ficheiro e* clique em *Criar.*

5. Na janela de diálogo seguinte, o assistente indica a informação que a base de dados a ser criada irá conter (Fig. 11.6).

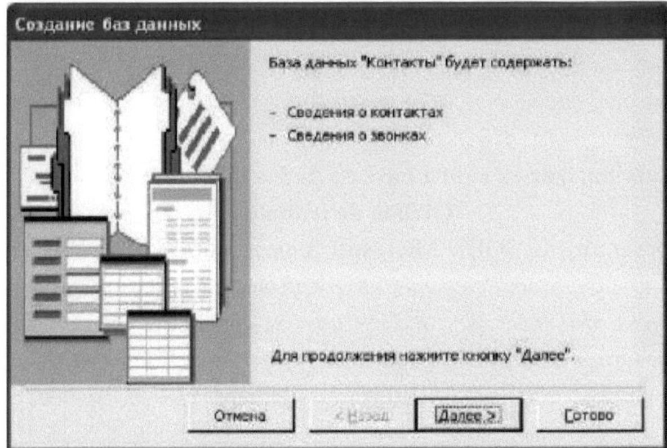

Fig.11.6 Janela de diálogo com informações sobre a base criada

Os botões seguintes encontram-se na parte inferior da janela:

Cancelar - encerra o assistente;

Voltar - permite-lhe regressar ao passo anterior do assistente;

Seguinte - permite-lhe avançar para o passo seguinte no trabalho do assistente;

Concluído - inicia o assistente para criar a base com os parâmetros definidos.

Clique no botão *Seguinte* para continuar.

6. A janela de diálogo aberta (Fig. 11.7) contém duas listas. A primeira é a lista das tabelas da base de dados, a segunda é a lista dos campos da tabela selecionada. Normalmente, os campos que serão incluídos na tabela estão marcados na lista, mas pode incluir campos adicionais marcando-os na lista. Para ir para a janela seguinte do assistente, clique em *Seguinte.*

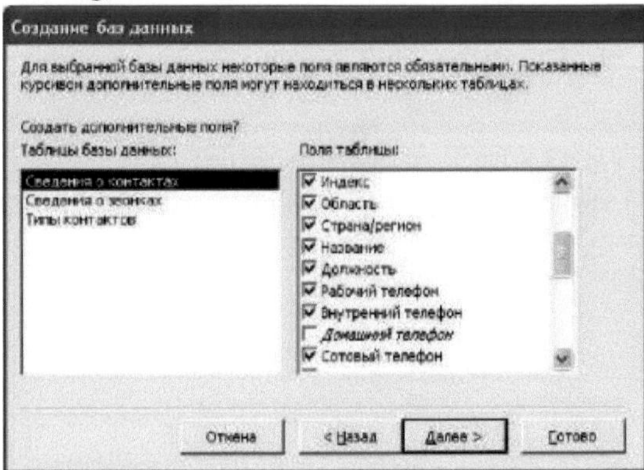

Fig. 11.7 Seleção a partir da lista de campos da tabela da base de dados

7. Nas janelas seguintes, selecione a estrutura do ecrã, o tipo de relatórios que pretende criar, o título e a figura que aparecerá em todos os relatórios.

8. Depois de clicar em *Concluir* na última janela, o assistente prossegue com a criação de uma base de dados constituída por tabelas com os campos que especificou, formulários para introduzir e visualizar informações e relatórios. Após a conclusão do processo de criação da base de dados, pode utilizar imediatamente a base de dados pronta: introduzir dados nas tabelas, visualizá-los e imprimi-los.

9. Fechar a base de dados dos contactos e o SGBD criados Microsoft Access.

Tarefa 11.3 Familiarizar-se com a base de dados de formação Boreas

Ordem de trabalho

1. Iniciar o programa do SGBD Microsoft Access. Para o fazer com uma instalação normal do MS Office: *Start/Programs/Microsoft Access. Abra o ficheiro Borey.mdb a partir da janela da base de dados, que se encontra no disco C:\Program Files\Microsoft Office\OFFICE11\SAMPLES.*

2. Depois de abrir a base de dados Boreas, aparece uma janela no ecrã com uma breve caraterística da base (Fig.11.8).

Вашему вниманию предлагается учебная база
данных "Борей", созданная для изучения
Microsoft Access. Поработайте с ее
данными и используйте ее формы,
отчеты и другие объекты в своих
собственных приложениях.
Все объекты базы данных доступны из
окна базы данных. Для добавления
описаний объектов в окне базы
данных выполните команду
"Таблица" из меню "Вид".
БОРЕЙ
ТОРГОВАЯ КОМПАНИЯ
Больше не выводить заставку
OK
Названия компаний, товаров и персонажей, а также приведенные данные
являются вымышленными и не представляют любое реальное лицо,
товар или организацию, если не оговорено иное.

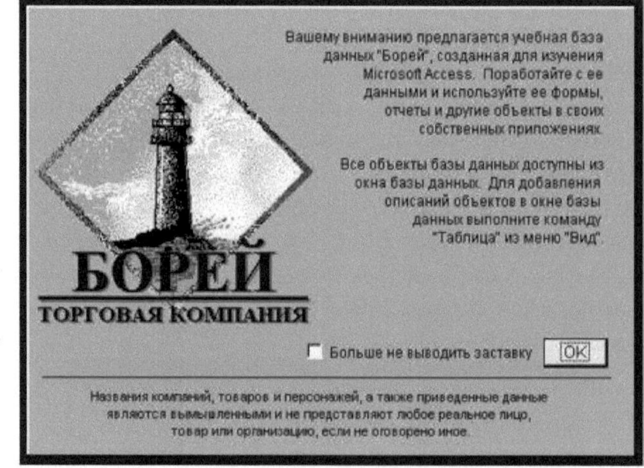

Fig. 11.8 Janela de caraterização da base de dados

3. Defina a vista tabular do ecrã *(Ver/Tabela)* para apresentar uma breve descrição dos objectos de base (Fig. 11.9).

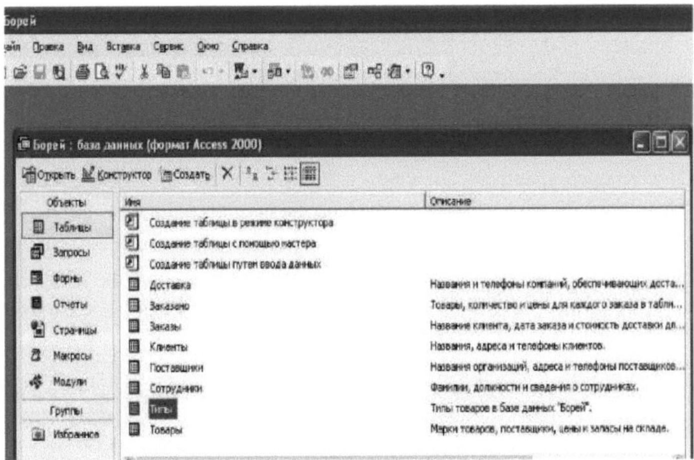

Fig. 11.9 Tabela de base de furos com descrição

4. Examine a estrutura da base de dados Boreas alternando os separadores dos objectos da base de dados - *Tabelas, Consultas, Formulários, Relatórios.* No separador *Tabelas*, calcule o número de tabelas na base de dados "Boreas". Estude as ligações entre as tabelas. Para o fazer, chame o esquema de dados *usando o* comando *Service/Data Schema* ou o botão *Data Schema* (Fig. 11.10).

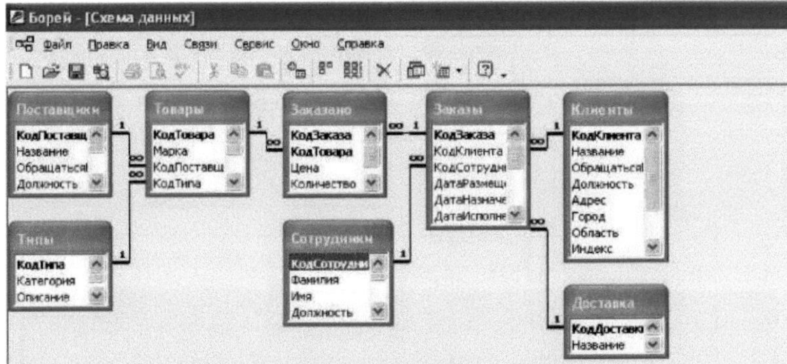

Fig. 11.10. Esquema de dados da base Borey

Identificar a que tabelas a tabela Mercadorias está ligada.

5. Selecione o objeto de base - *Tabelas.* Abra a tabela "Encomendas" fazendo duplo clique com o rato ou utilizando o botão *Abrir.* Determine o número de registos e campos existentes. O número de registos é apresentado na parte inferior da janela da tabela, à direita dos botões de controlo de registos.

6. Ordenar por clientes na tabela "Encomendas". Para ordenar, coloque o cursor no campo *Customer* e execute *o* comando *Records/Sorting/Sort in ascending* order. Conte o número de encomendas do primeiro cliente da lista.

7. Filtre os dados da tabela "Encomendas" pela data de colocação da encomenda localizada no registo superior (linha). Para filtrar, selecione a data na linha superior da tabela e execute *o* comando *Registos/Filtro/Filtrar por seleção.* Repare como a vista da tabela mudou - pode ver os dados relacionados com apenas uma data. Remova o filtro *{Registros/Remover filtro).* Feche a tabela Pedidos.

8. Abra a tabela "Clientes". Determine o número total de clientes (na parte inferior da janela da tabela "Clientes", à direita dos botões de controlo de registos) (Figura 11.11). A figura mostra que existem 91 clientes.

9. Localizar Londres no campo *Cidade.* Para fazer isso, coloque o cursor no campo *Cidade* e execute *o* comando *Editar / Localizar.* Na janela *Procurar e Substituir* que se abre (Figura 11.12), no separador *Procurar*, introduza a palavra "Londres" como amostra e clique em *Procurar Seguinte.* A pesquisa será efectuada e o cursor será posicionado no nome da cidade - Londres. Feche a janela Localizar e Substituir.

Клиенты : таблица

Код клиента	Название	Обращаться к	Должность	Адрес	
ALFKI	Alfreds Futterkiste	Maria Anders	Представитель	Obere Str. 57	Бе
ANATR	Ana Trujillo Emparelados	Ana Trujillo	Совладелец	Avda. de la Constitucion 2222	Ме
ANTON	Antonio Moreno Taqueria	Antonio Moreno	Совладелец	Mataderos 2312	Ме
AROUT	Around the Horn	Thomas Hardy	Представитель	120 Hanover Sq.	Ло
BERGS	Berglunds snabbkop	Christina Berglund	Координатор	Berguvsvagen 8	Лу
BLAUS	Blauer See Delikatessen	Hanna Moos	Представитель	Forsterstr. 57	Ма
BLONP	Blondel pere et fils	Frederique Citeaux	Главный менеджер	24, place Kleber	Ст
BOLID	Bolido Comidas preparadas	Martin Sommer	Совладелец	C/ Araquil, 67	Ма
BONAP	Bon app'	Laurence Lebihan	Совладелец	12, rue des Bouchers	Ма
BOTTM	Bottom-Dollar Markets	Elizabeth Lincoln	Бухгалтер	23 Tsawassen Blvd.	Тс
BSBEV	B's Beverages	Victoria Ashworth	Представитель	Fauntleroy Circus	Ло
CACTU	Cactus Comidas para llevar	Patricio Simpson	Продавец	Cerrito 333	Бу
CENTC	Centro comercial Moctezuma	Francisco Chang	Главный менеджер	Sierras de Granada 9993	Ме
CHOPS	Chop-suey Chinese	Yang Wang	Совладелец	Hauptstr. 29	Бе
COMMI	Comercio Mineiro	Pedro Afonso	Ученик продавца	Av. dos Lusiadas, 23	Са
CONSH	Consolidated Holdings	Elizabeth Brown	Представитель	Berkeley Gardens	Ло
DRACD	Drachenblut Delikatessen	Sven Ottlieb	Координатор	Walserweg 21	Ах
DUMON	Du monde entier	Janine Labrune	Совладелец	67, rue des Cinquante Otages	На
EASTC	Eastern Connection	Ann Devon	Продавец	35 King George	Ло
ERNSH	Ernst Handel	Roland Mendel	Менеджер по продажам	Kirchgasse 6	Гр
FAMIA	Familia Arquibaldo	Aria Cruz	Помощник менеджера	Rua Oros, 92	Са
FISSA	FISSA Fabrica Inter. Salchichas S.A	Diego Roel	Бухгалтер	C/ Moralzarzal, 86	Ма
FOLIG	Folies gourmandes	Martine Rance	Помощник продавца	184, chaussee de Tournai	Ли
FOLKO	Folk och fa HB	Maria Larsson	Совладелец	Akergatan 24	Бр
FRANK	Frankenversand	Peter Franken	Главный менеджер	Berliner Platz 43	Мю
FRANR	France restauration	Carine Schmitt	Главный менеджер	54, rue Royale	На
FRANS	Franchi S.p.A.	Paolo Accorti	Представитель	Via Monte Bianco 34	Ту
FURIB	Furia Bacalhau e Frutos do Mar	Lino Rodriguez	Менеджер по продажам	Jardim das rosas n. 32	Ли
GALED	Galeria del gastronomo	Eduardo Saavedra	Главный менеджер	Rambla de Cataluna, 23	Ба

Запись: 1 из 91

Уникальный пятисимвольный код, образуемый из названия организации. NUM

Fig. 11.11. Mesa "Clientes" da base "Borey

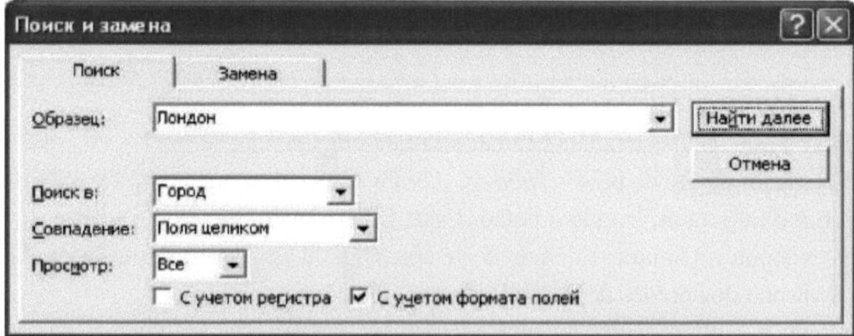

Fig. 11.12. Pesquisa por padrão num campo de tabela

10. Filtrar os clientes de Londres (no campo *Cidade*, selecionar a palavra "Londres" e seguir os comandos *Registos/Filtro/Filtrar por seleção).* Contar o número de clientes de Londres. Remover o filtro *(Registos/Remover filtro).* Ordenar por nome do cliente

(decrescente).

11. abra a tabela "Mercadorias" no *Builder,* para o fazer, coloque o cursor na tabela "Mercadorias" e clique no botão *Builder* (Fig. 11.13).

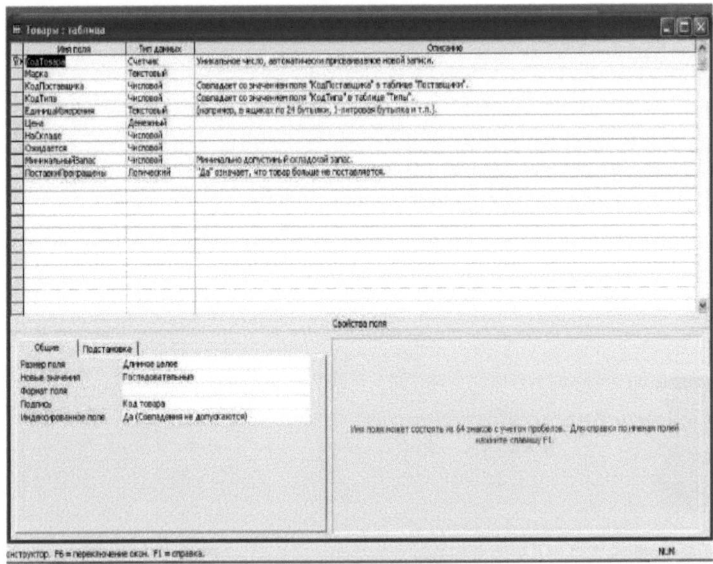

Fig. 11.13. Janela de construção da tabela "Mercadorias"

Observe atentamente o aspeto do *Construtor de tabelas.* Na parte superior do quadro, existe uma tabela com o nome dos campos, o seu tipo de dados e a sua descrição. Determine qual o campo que é o campo-chave. A parte inferior apresenta as propriedades do campo.

12. Feche a base de dados "Borey" e o MS Access DBMS.

Tarefa adicional

Tarefa 11.4 Criar a base de dados "Encomendas" com um modelo utilizando as ferramentas do assistente

Examinar as relações entre as tabelas da base de dados *(Service/Data Schema). Introduzir 10 registos quaisquer na tabela Orders.*

Formulário de comunicação:

Ao efetuar trabalhos práticos, é necessário :

- Anotar o número e o tema da aula.
- Escrever a tarefa.
- Descrever pormenorizadamente a execução do trabalho.
- Responder às perguntas de controlo.

Questões de controlo:

1. Formular a definição de "Sistema de Gestão de Bases de Dados".
2. Enumerar os tipos de objectos básicos da base de dados Access e a sua finalidade.
3. O que é um campo-chave, qual é o seu objetivo?

4. Qual é o objetivo das ligações entre tabelas e quais são os seus tipos?
Leitura recomendada: 1.1,1.2, 2.2.

Trabalho prático n.º 12

CRIAÇÃO DE TABELAS E FORMULÁRIOS PERSONALIZADOS PARA A INTRODUÇÃO DE DADOS EM SUBDOS DO MS ACCESS

Objetivo da aula. Estudar as tecnologias de informação de criação de tabelas e formulários de utilizador para introdução de dados no SGBD Access.

Tipo de trabalho: frontal

Prazo de execução: 2 horas

Equipamento: PC, Microsoft Access

O mapa cronológico da aula é de 80 minutos.

Parte organizacional: limpeza das instalações, equipamento, condições sanitárias e de higiene.

A participação dos alunos é de 2 minutos.

Avaliação dos conhecimentos dos alunos: breve resumo do curso, perguntas e respostas com os alunos - 10 minutos.

Definir um novo tema - 20 minutos.

Determinação e consolidação do nível de domínio da matéria - 35 minutos.

Perguntas do teste - 10 minutos.

Trabalho de casa - 3 minutos.

Requisitos de trabalho prático:

1. responder às questões teóricas
2. organizar as tarefas no caderno de actividades práticas

Material teórico

As tabelas são os principais objectos de qualquer base de dados que armazenam todos os dados disponíveis na base de dados, bem como a estrutura da base de dados (campos, respectivos tipos e propriedades). Todos os outros objectos (formulários, relatórios, consultas) dependem destas tabelas.

A criação de tabelas através do assistente é efectuada selecionando uma tabela standard ("Empregados", "Encomendas", etc.) e os campos necessários de uma tabela standard ou de várias tabelas standard. Os nomes dos campos selecionados podem ser editados. Depois de introduzir o nome da tabela, é selecionado um campo-chave, que permite estabelecer ligações entre tabelas na base de dados.

Ao criar uma tabela no modo *Construtor*, é exibida uma estrutura de tabela vazia, na qual o usuário deve entrar os nomes dos códigos, especificar os tipos de dados nos campos e definir os tamanhos dos campos. Na parte inferior do formulário da estrutura de tabela, é possível definir as propriedades do campo de tabela que permitem alterar as formas de armazenamento e exibição de dados.

Os campos de tabela da base de dados não definem apenas a estrutura da base de dados - definem também as propriedades de grupo dos dados escritos nas células pertencentes a cada campo. As principais propriedades dos campos de tabela da base de dados são enumeradas abaixo, utilizando o Microsoft Access como exemplo.

Tarefa 12.1 Crie a tabela "Students" usando o assistente de criação de tabelas. Usar a tabela "Students" como modelo

Ordem de trabalho

1. Inicie o programa SGBD Microsoft Access e abra a nova base de dados "My Empty Database".

2. Na janela da base de dados, selecione "Tabelas" como objeto. Crie uma tabela com a ajuda do assistente, selecionando
comando *Criar tabela utilizando o assistente* (Fig. 12.1) ou clique no botão *Criar/ Assistente de tabela/OK.*

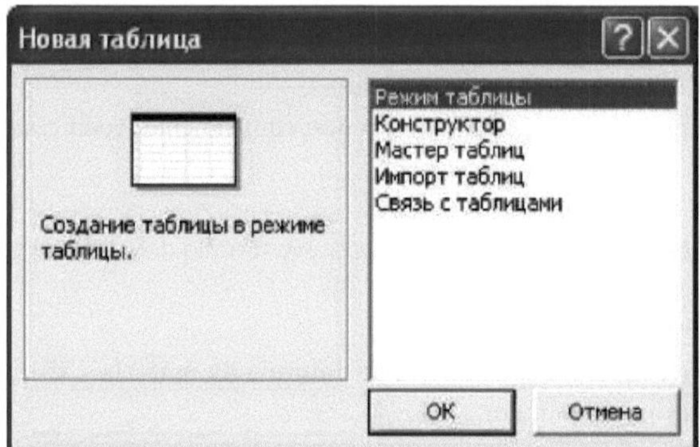

Fig.12.1 Seleção do assistente de tabela ao criar uma nova tabela

3. Na caixa de diálogo *Criar tabelas* que se abre (Fig. 12.2), selecione "Alunos" como amostra da tabela. A partir dos campos de amostra, selecione os campos (utilize os botões de seta da caixa de diálogo *Selecionar um/todos os campos)* na sequência especificada:

Nome próprio, nome do meio, apelido, cargo, endereço, número de telefone, especialização.

Clique em *Seguinte.*

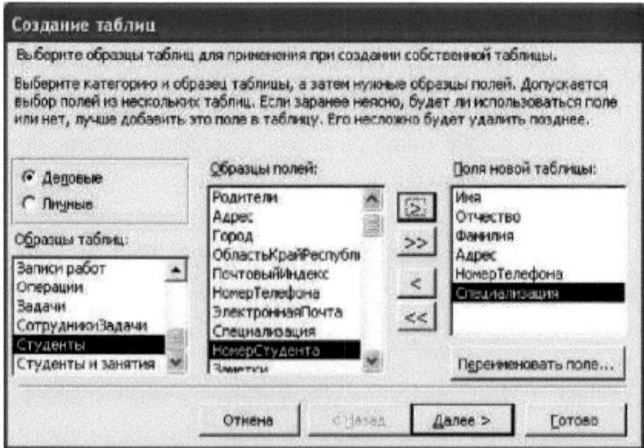

Fig. 12.2 Seleção de campos da tabela de amostra "Alunos"

4. Defina o nome da tabela como "Alunos". Defina a opção para "Deteção

automática de hachuras no Microsoft Access". Clique em *Seguinte.* Na janela seguinte do *Assistente,* em "Próximos passos após a criação da tabela", selecione *Introduzir dados diretamente na tabela.*

Feito.

5. O assistente criará automaticamente um campo-chave e será criado um novo campo *Código do Aluno* com o tipo de dados "Contador". Abra a tabela "Alunos" no *Construtor* e certifique-se de que aparece um ícone de chave à esquerda do nome do campo "Código" - a marca do campo chave.
6. Mudar para o modo de tabela *(modo Ver/Tabela).* Desloque o campo *Último nome* para a esquerda do campo *Primeiro nome.* Para mover um campo, selecione-o clicando no seu nome e arraste o campo para a nova localização pelo seu nome.
7. Introduza oito registos (linhas) na tabela "Alunos", de acordo com o exemplo (Fig. 12.3).

Код_Студенты	Фамилия	Имя	Отчество	Адрес	Телефон	Специализац
1	Сергеев	Андрей	Львович	г. Долгопрудный	457896	технолог
2	Проскурин	Андрей	Петрович	г. Москва	7459862	технолог
3	Смирнова	Ольга	Ивановна	г. Москва	3698521	бухгалтер
4	Орлова	Инна	Олеговна	г. Долгопрудный	852967	бухгалтер
5	Амплеева	Вера	Петровна	г. Москва	8625471	технолог
6	Березкина	Анна	Романовна	г. Люберцы	748596	технолог
7	Говорова	Дина	Евгеньевна	г. Люберцы	919597	технолог
8	Семенова	Ольга	Сергеевна	г. Москва	9191954	бухгалтер
(Счетчик)						

Fig. 12.3. Tabela "Alunos" 8. Guardar a tabela.

Tarefa 12.2: Na mesma base de dados, criar uma tabela "Alunos e trabalhos" no modo de tabela

Ordem de trabalho

1. Selecione a opção *Criar tabela introduzindo* o comando *de dados* ou clique no botão *Criar/Modo de tabela* - Fig. 12.4.

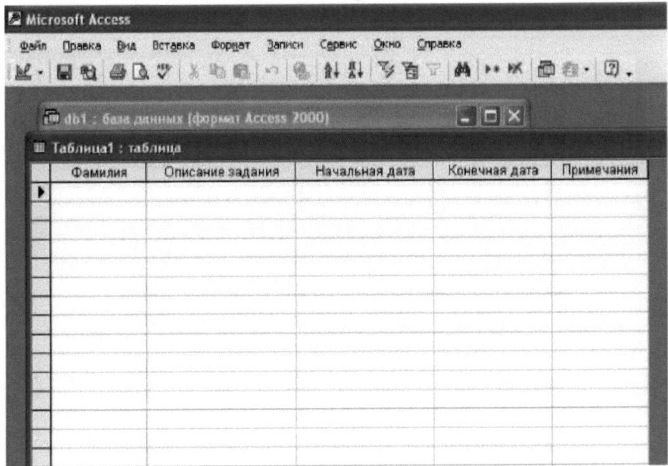

Fig. 12.4: Vista da tabela criada no modo Tabela

2. Renomear os campos da tabela , atribuindo-lhes nomes: *Apelido, Descrição das funções. Data de início, Data de fim, Notas.*

Referência rápida. Para alterar o nome do campo, faça duplo clique no nome do campo e introduza um novo nome.

3. Guarde a tabela com o nome "Alunos e tarefas".

4. Ao guardar, o programa perguntar-lhe-á se pretende criar um campo-chave? Clique em *Sim* para criar um campo-chave e será criado um novo campo *Código* com o tipo de dados *Código*

"Contador". Abra a tabela no *Construtor* e certifique-se de que aparece um ícone de chave à esquerda do nome do campo "Código" - uma marca de campo chave.

5. Copiar os apelidos dos alunos da tabela "Alunos" para a tabela "Alunos e trabalhos". Para copiar, vá à tabela "Alunos", selecione o campo *Apelido* e execute o comando *Editar/Copiar*.

Os apelidos serão escritos na memória intermédia. Depois disso, abra a tabela "Alunos e tarefas", selecione o campo *Apelido* e execute *o* comando *Editar/Colar*. Certifique-se de que os apelidos aparecem no campo da tabela "Alunos e tarefas".

6. Aceda ao modo *Constructor* (Fig. 12.5). Defina o tipo de dados para os campos *Data de início* e *Data de fim* - "Data/Hora", formato do campo - *Formato de data curta.*

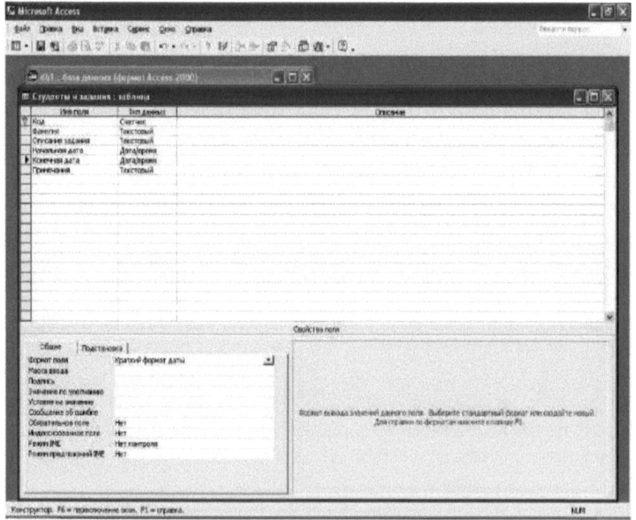

Fig. 12.5 Definir o tipo de dados - Data/Hora

7. Introduza os dados na tabela "Alunos e tarefas" utilizando o modelo fornecido

na Figura 12.6.

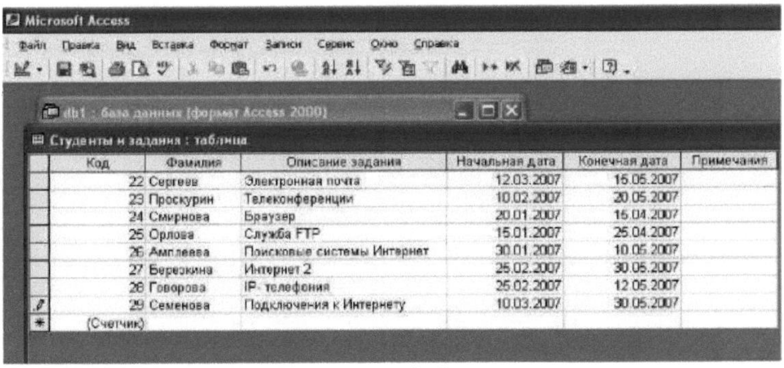

Microsoft Access

Файл Правка Вид Вставка Формат Записи Сервис Окно Справка

db1 : база данных (формат Access 2000)

Студенты и задания : таблица

Код	Фамилия	Описание задания	Начальная дата	Конечная дата	Примечания
22	Сергеев	Электронная почта	12.03.2007	15.05.2007	
23	Проскурин	Телеконференции	10.02.2007	20.05.2007	
24	Смирнова	Браузер	20.01.2007	15.04.2007	
25	Орлова	Служба FTP	15.01.2007	25.04.2007	
26	Амплеева	Поисковые системы Интернет	30.01.2007	10.05.2007	
27	Березкина	Интернет 2	25.02.2007	30.05.2007	
28	Говорова	IP- телефония	25.02.2007	12.05.2007	
29	Семенова	Подключения к Интернету	10.03.2007	30.05.2007	
(Счетчик)					

Fig. 12.6. Vista final da tabela "Alunos e tarefas"

8. Efectue a gravação atual da tabela "Alunos e turmas" e feche a tabela.

Tarefa 12.3 Crie um autoformulário na mesma base de dados para uma coluna na tabela "Alunos". *Um formulário* é um objeto de base de dados que apresenta dados de tabelas ou consultas. Um formulário destina-se principalmente à introdução de dados.

Ordem de trabalho

1. Selecione o objeto de base - *Formulários.* Clique no botão *Criar e*, na janela *Novo formulário* que se abre, selecione o tipo de formulário: "Formulário automático: por coluna"; especifique a tabela "Alunos" como fonte de dados (Fig. 12.7). Guarde o formulário criado com o nome - "Alunos".

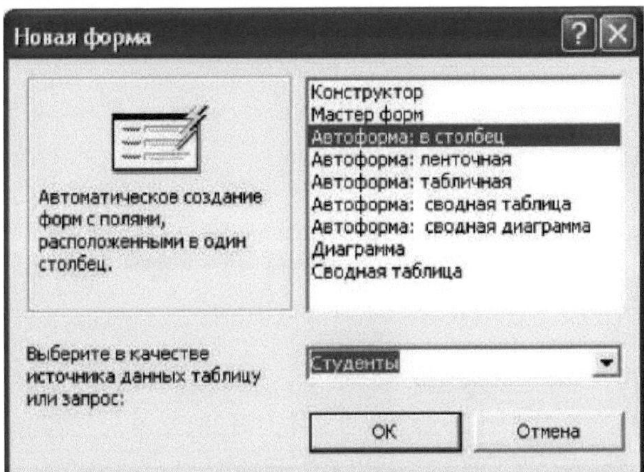

Fig. 12.7. Criar uma autoforma da tabela "Alunos

2) Utilizando os botões de registo na parte inferior da janela, navegue para o último registo e depois para o primeiro registo.

3. Introduza dois novos registos utilizando o formulário "Alunos" (Fig. 12.8). Para introduzir um novo registo, utilize os botões de operação de registo na parte inferior da janela.

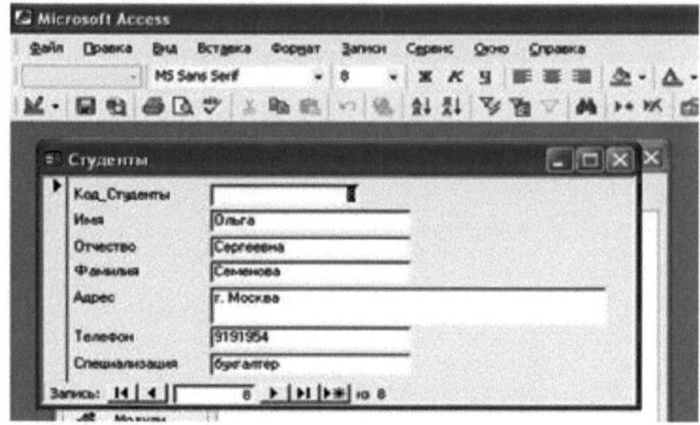

Fig. 12.8 Autoforma "Estudantes"

4. Guarde o formulário criado com o nome "Alunos".

Tarefa 12.4 Criar um formulário na mesma base de dados utilizando o assistente de formulários com base na tabela "Alunos e Tarefas"

Ordem de trabalho

1. Para criar um formulário usando o assistente, selecione o objeto de base - *Formulários.* Clique no botão *Criar*; na janela *Novo formulário* que se abre, selecione o tipo de formulário - Assistente de formulários; especifique a tabela Alunos e tarefas como fonte de dados.

2. Selecione os campos - Nome próprio, *Descrição da função, Data de fim* (Fig. 12.9)

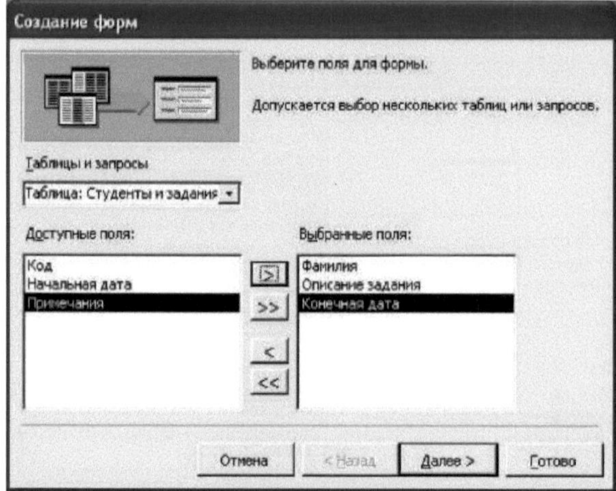

Fig. 12.9. Seleção de campos ao criar um formulário utilizando o assistente de formulários

Utilize os botões *Selecionar um/todos os* campos entre as janelas de seleção para selecionar campos;

aparência do formulário - numa coluna;

o estilo é formal;

o nome do formulário é Alunos e Tarefas.

3. No modo de formulário *(*Modo *de visualização/formulário),* adicione vários

registos. Utilize os botões na parte inferior da janela para navegar pelos registos e criar um novo registo.

4. Guarde o formulário criado com o nome "Alunos e tarefas".

5. Utilize o Assistente de Formulários para criar o formulário "Alunos e Tarefas 1" com base em todos os campos da tabela "Alunos e Tarefas". Compare o aspeto do formulário criado com o formulário "Alunos e Tarefas". Introduza três novos registos utilizando o formulário Alunos e Tarefas.

Tarefas adicionais

Tarefa 12.5: Na mesma base de dados, crie uma tabela "Resultados da sessão" utilizando o assistente de criação de tabelas com os seguintes campos: "Apelido", "Grupo", "Economia", "Filosofia", "Matemática", "Notas".

Ordem de trabalho

1. Selecionar campos de forma independente a partir de diferentes amostras, aplicando a possibilidade de renomear campos.
2. Efetuar a criação automática de um campo chave ao guardar a tabela. No modo *Construtor*, verifique o tipo de campos criados.
3. Copie os apelidos dos alunos da tabela Students (Alunos).

Introduza cinco registos no modo de tabela na tabela criada "Session Results" (Resultados da sessão). Pré-visualize a tabela Resumo da sessão no modo Pré-visualização e coloque-a numa única folha. Provavelmente, terá de definir a folha para a orientação horizontal e reduzir o tamanho das margens. Guarde a tabela.

Tarefa 12.6 Criar autoformas da faixa de opções e da tabela para a tabela "Totais da sessão"

Introduzir vários registos utilizando os formulários automáticos criados.

Tarefa 12.7: Na base de dados Contactos, introduzir cinco registos arbitrários na tabela Contactos utilizando o formulário Contactos

Tarefa 12.8: Na base de dados "Ordens de Trabalho", introduzir cinco registos arbitrários na tabela "Empregados" utilizando o formulário "Empregados

Formulário de comunicação:

Durante a realização de trabalhos práticos, é necessário

- Anotar o número e o tema da aula.
- Escrever a tarefa.
- Descrever pormenorizadamente a execução do trabalho.
- Responder às perguntas de controlo.

Questões de controlo:

1. Dar a definição de tabela.
2. Enumerar e caraterizar sucintamente os principais modos de criação de tabelas.
3. Que formas de criar formas conheces?
4. O que é um modo de formulário?

Leitura recomendada: 1.1,1.2, 2.2.

Trabalho prático n.º 13

MODIFICAR TABELAS E TRABALHAR COM DADOS UTILIZANDO CONSULTAS EM MS ACCESS SUBDATA

Objetivo da aula. Estudar as tecnologias de informação de modificação de tabelas de bases de dados e criação de consultas e relatórios no SGBD Access.

Tipo de trabalho: frontal

Prazo de execução: 2 horas

Equipamento: PC, Microsoft Access

O mapa cronológico da aula é de 80 minutos.

Parte organizacional: limpeza das instalações, equipamento, condições sanitárias e de higiene.

A participação dos alunos é de 2 minutos.

Avaliar a aprendizagem dos alunos: uma breve panorâmica do tema,
Perguntas e respostas com os alunos - 10 minutos.

Definir um novo tema - 20 minutos.

Determinação e consolidação do nível de domínio da matéria - 35 minutos.

Perguntas do teste - 10 minutos.

Trabalho de casa - 3 minutos.

Requisitos de trabalho prático:

1. Responder às questões teóricas
2. Organizar as tarefas no caderno de actividades práticas

Material teórico

As consultas são objectos utilizados para extrair dados de tabelas e fornecê-los ao utilizador de uma forma conveniente. As consultas são utilizadas para efetuar operações como a seleção de dados, a ordenação e a filtragem, bem como a transformação de dados de acordo com um algoritmo especificado, a criação de novas tabelas, o preenchimento automático de tabelas com dados importados de outras fontes, a realização de cálculos e muitas outras. São criados diferentes tipos de consultas para diferentes acções.

Uma consulta select foi concebida para selecionar dados armazenados em tabelas e não modifica esses dados.

Uma consulta de alteração é utilizada para modificar ou mover dados. Este tipo inclui: uma consulta para adicionar registos, uma consulta para eliminar registos, uma consulta para criar uma tabela e uma consulta para atualizar.

Uma consulta com um parâmetro permite-lhe definir uma ou mais condições de seleção em tempo de execução.

São criadas várias consultas utilizando assistentes. Podem ser criados os seguintes tipos de consultas:

uma consulta simples que permite selecionar campos de várias tabelas ou consultas;

O cross-query calcula a soma, a média, o número de elementos e os valores de outras funções estatísticas, agrupando dados e apresentando-os de forma compacta;

registos *repetidos* procura registos idênticos em qualquer campo da tabela;

os registos sem subordinados encontram todos os registos que não têm registos correspondentes noutra tabela (ligada).

Tarefa 13.1 Modificação do quadro "Alunos

Ordem de trabalho

1. Inicie o programa Microsoft Access DBMS e abra a base de dados criada na lição anterior.

2. Abra a tabela "Alunos" e edite-a: - no segundo ou terceiro registo (consoante o sexo), altere o apelido para o seu;

- copiar a entrada com o apelido "Orlova" para a nona;
- introduzir um novo registo no modo *Entrada de Dados {Registos/Entrada de Dados).* Note que foi efectuada uma filtragem dos dados e que todos os registos são invisíveis; - voltar a dar à tabela o seu aspeto normal; para isso, remover o filtro *(Registos/Eliminar filtro)*;

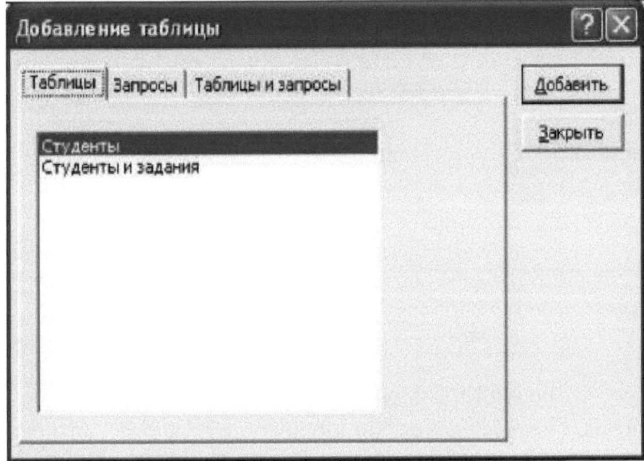

- selecionar todos os alunos com o nome "Andrei" (filtrando por seleção);
- selecionar todos os estudantes da cidade de "Lyubertsy";
- selecionar todos os estudantes da especialização "Tecnólogo".

3. Adicionar novos campos à tabela Alunos antes do campo *Especialização*: *Bolsa de estudos, Despesas gerais.* Para isso, torne o campo *Especialização* atual ou selecione-o e utilize o comando *Inserir/Coluna*. Atribua nomes apropriados aos campos criados - "Bolsa de estudo" e "Despesas gerais".

{"overhead".

4. Aceda ao modo *Constructor (View/Constructor)* e verifique e, se necessário, altere os tipos de dados dos campos criados (os campos criados devem ter um tipo de dados numérico ou monetário). Regresse ao modo Tabela *(modo Ver/Tabela).*

5. Preencher o campo *Bolsa* com dados numéricos no valor de P450.

6. Fechar a tabela de Alunos.

Tarefa 13.2 Calcular os valores do campo "Despesas gerais" na tabela "Alunos",

criando um pedido de atualização. O subsídio é 35% da bolsa de estudo

Ordem de trabalho

1. Para preencher o campo *Overhead*, selecione o objeto - *Queries,* chame o formulário de consulta com o comando *New/Constructor.*Quick Reference. Um formulário de consulta é um formulário concebido para definir uma consulta ou filtro no modo *Construtor* ou na janela *Filtro Avançado.* Em versões anteriores do Access, era utilizado o termo "formulário de consulta baseado em padrões" (QBE). Na janela de diálogo aberta *Adicionar Tabela*, selecione a tabela "Alunos", clique no botão *Adicionar* e feche esta janela (Fig. 13.1), e a *Lista de campos da* tabela "Alunos" será adicionada ao formulário de consulta (Fig. 13.2). Por padrão, o formulário de consulta de seleção será aberto.

Fig. 13.1 Acrescentar a lista de campos da tabela "Alunos

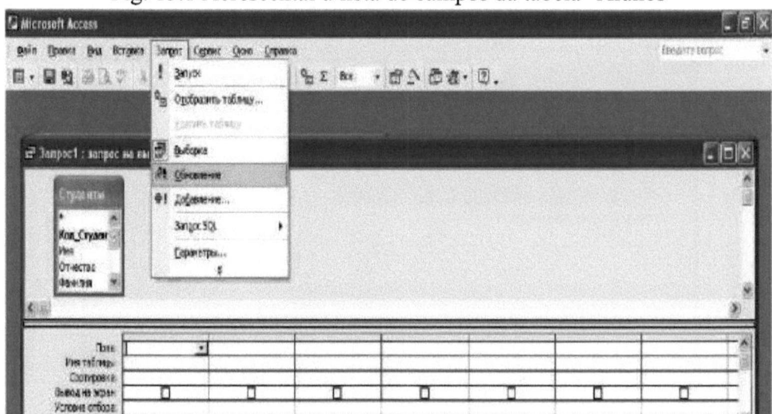

Figura 13. 2. Modelo de formulário de pedido

Referência rápida. *Lista de campos* (em formulário e relatório) - uma pequena janela que contém uma lista de todos os campos na fonte de registo subjacente. Na base de dados do Microsoft Access, é possível exibir a lista de campos no modo *Formulário, Relatório e Construtor de consultas*, bem como na janela *Esquemas de dados.*

2. No menu *Consulta,* selecione o comando *Atualizar.* Observe as alterações no formulário de tipo de pedido *(Ordenação* mudou para *Atualização).*

A partir da lista de campos do formulário de consulta, arraste o campo a atualizar - *Custos Indirectos;* na linha "Atualizar", introduza a fórmula de cálculo para preencher o campo *Custos Indirectos* (Fig. 13.3).

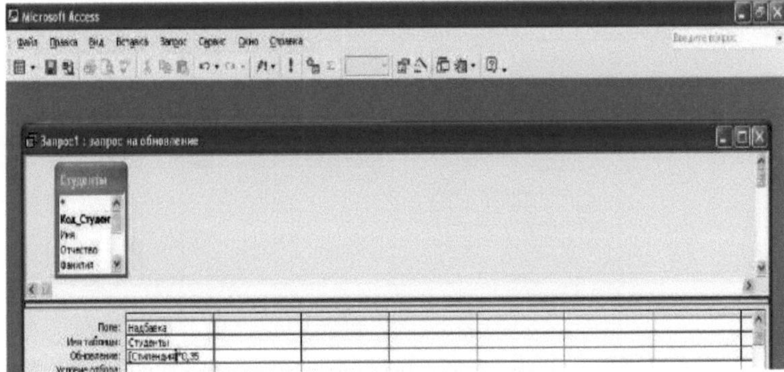

Fig.13.3 Formulário de consulta para o cálculo do campo Overhead

Uma vez que as despesas gerais correspondem a 35% da bolsa, introduza a linha Atualizar para calcular *o* campo *Despesas gerais*:

[Bolsa de estudo] * 0,35.

Referência rápida. Os nomes dos campos são colocados entre parênteses rectos quando se escreve uma fórmula na linha "Atualizar".

4. Efetuar a *atualização a pedido, lançando* o pedido para execução utilizando o comando *Request/Run* ou o botão *Run* na barra de ferramentas (sob a forma de um ponto de exclamação). Confirme a execução do pedido com o botão *Sim* na caixa de diálogo que se abre.

5. Guardar o pedido com o nome "Overhead" (Fig. 13.4).

Fig.13.4 Definir o nome do pedido ao guardar

6. Abra a tabela "Alunos" e verifique se os cálculos estão corretos. Se tudo tiver sido feito corretamente, o campo "*Despesas gerais"* será preenchido com o valor de 157,50 p.

7. Altere a sequência dos campos: coloque o campo *Especialização* antes de *Bolsa.* As regras de movimentação são as mesmas que em todas as aplicações Windows (selecione o campo *Nota,* arraste-o para uma nova localização com o rato).

8. Guarde as alterações na tabela. Se necessário, crie uma cópia de segurança da base de dados numa disquete.

Tarefa 13.3: Procurar registos repetidos pelo campo "Nome" da tabela "Alunos

Ordem de trabalho

1. Selecione o objeto da base de dados - *Consultas.* Clique no botão *Criar e*, na janela *Nova consulta* que se abre, selecione o tipo de consulta - "Registos recorrentes" (Fig.

13.5).

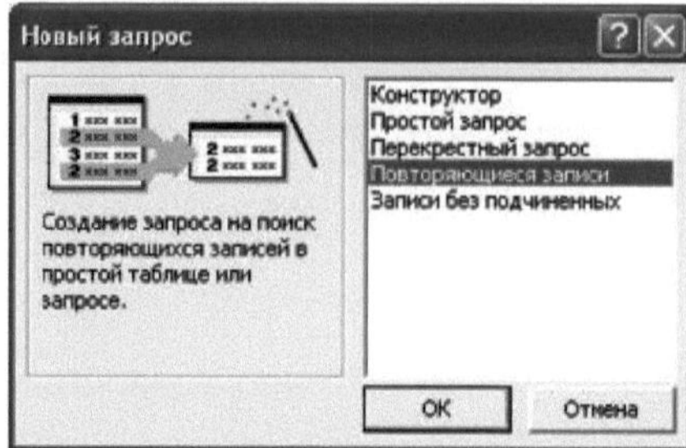

Fig. 13.5 Criar uma consulta para procurar registos repetidos

2. Especifique a tabela "Students" como a fonte de dados (Fig. 13.6).

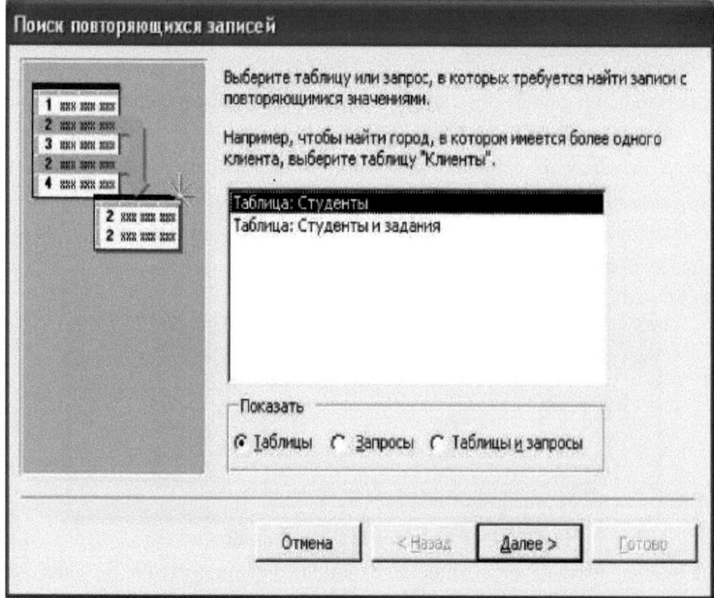

Fig. 13.6. Selecionar a tabela "Alunos" como fonte de registos repetidos

3. Nas caixas de diálogo seguintes, selecione o campo pelo qual os registos repetidos serão pesquisados - *Nome,* selecione os campos *Apelido* e *Especialização* como campos adicionais. Como resultado, serão selecionados os registos de nomes de alunos repetidos, aos quais serão adicionadas informações sobre os apelidos e a especialização dos alunos. Guarde a consulta com o nome "Registos repetidos".

Tarefa 13.4 Pedidos de seleção por condição

Ordem de trabalho

1. Selecione no quadro "Alunos" os apelidos, nomes próprios e números de telefone de todos os alunos cujo apelido comece pela letra "C".

Para tal, selecione o objeto de base - *Consultas.* No modo *Construtor*, crie uma consulta de seleção {*Criar/Construtor).* Adicione a tabela "Alunos".

2. Selecione os campos *Surname (apelido), First Name (nome próprio) e Phone Number (número de telefone)* na lista de campos da tabela. Na linha "Condição de seleção" do campo *Apelido* do formulário de consulta, escreva a condição - "C*" (o símbolo * indica a presença de caracteres arbitrários a seguir à letra "C") (Fig. 13.7).

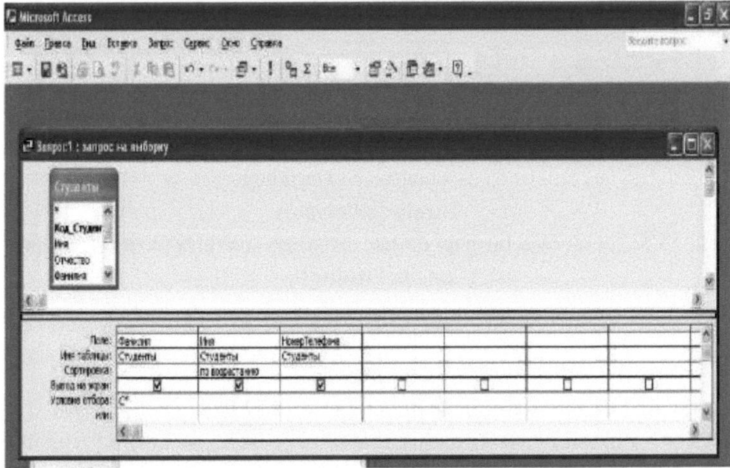

Fig. 13.7 Seleção dos apelidos começados pela letra "C"

3. Definir a ordenação pelo campo *Nome.* Verificar se a linha "Saída para o ecrã", que é responsável pela saída dos registos do conjunto dinâmico para o ecrã do computador, está assinalada.

Depois de lançar a consulta para execução utilizando o comando *Query/Run* ou o botão *Run* da barra de ferramentas ("!" - ponto de exclamação), a seleção por condição terá lugar. Guarde o pedido com o nome "Apelido C".

4. Selecione todos os empregados com a especialização "tecnólogo". Para o efeito, crie uma consulta *(Criar/Construtor).* Adicione a tabela "Alunos". Selecione os campos de saída *Apelido, Nome próprio, Nome do meio, Especialização.* Na linha "Condição de seleção" do campo *Especialização* do formulário de consulta, escreva a condição - "tecnólogo". Defina a ordenação por ordem crescente para o campo *Apelido.*

Para executar o pedido, selecionar o comando *Pedir/Executar.* Guardar o pedido com o nome "Pedido - Tecnólogo" (Fig. 13.8).

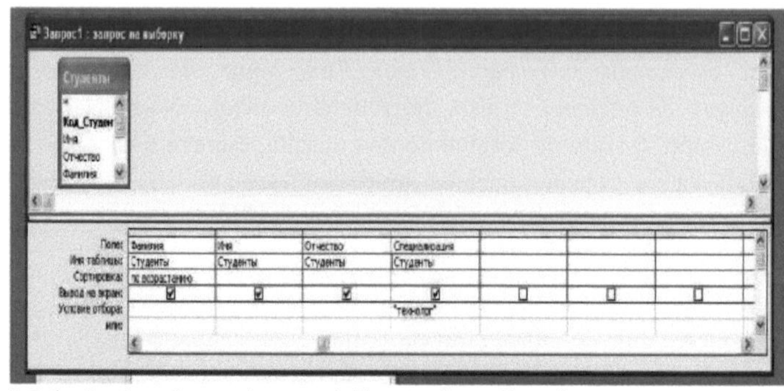

Fig. 13.8 Seleção dos alunos da especialização "tecnólogo"

Tarefas adicionais

Tarefa 13.5: Na mesma base de dados, crie uma consulta para selecionar na tabela "Alunos e tarefas" todos os alunos que receberam tarefas depois de 20.02.07 (no campo "Alunos e tarefas"). "Data de início" definir a condição de seleção > 20.02.07)

Tarefa 13.6: Na mesma base de dados, crie uma consulta na tabela "Alunos e tarefas" para procurar registos repetidos pelo campo "Data final

Formulário de comunicação:

Durante a realização de trabalhos práticos, é necessário

- Anotar o número e o tema da aula.
- Escrever a tarefa.
- Descrever pormenorizadamente a execução do trabalho.
- Responder às perguntas de controlo.

Questões de controlo:

1. Enumerar e caraterizar os principais tipos de consultas a bases de dados Access.
2. Qual é o objetivo de uma consulta-seleção?
3. Onde é utilizada a query-change?
4. O que é que permite definir uma consulta com um parâmetro?
5. Que consultas podem ser criadas utilizando o assistente?

Leitura recomendada: 1.1,1.2, 2.2.

Trabalho prático n.º 14

TRABALHO COM DADOS E ELABORAÇÃO DE RELATÓRIOS NO SGBD MS ACCESS Objetivo da aula. Estudar a tecnologia da informação para criar consultas e relatórios no SGBD Access.

Tipo de trabalho: frontal

Prazo de execução: 2 horas

Equipamento: PC, Microsoft Access

O mapa cronológico da aula é de 80 minutos.

Parte organizacional: limpeza das instalações, equipamento, condições sanitárias e de higiene.

A participação dos alunos é de 2 minutos.

Avaliação dos conhecimentos dos alunos: breve resumo do curso, perguntas e respostas com os alunos - 10 minutos.

Definir um novo tema - 20 minutos.

Determinação e consolidação do nível de domínio da matéria - 35 minutos.

Perguntas do teste - 10 minutos.

Trabalho de casa - 3 minutos.

Requisitos de trabalho prático:

1. Responder às questões teóricas
2. Organizar as tarefas no caderno de actividades práticas

Material teórico

Relatórios. Em termos de propriedades e estrutura, os relatórios são semelhantes aos formulários em muitos aspectos, mas destinam-se apenas à saída de dados, não na tela, mas em um dispositivo de impressão (impressora). Nesse sentido, os relatórios diferem por terem medidas especiais para agrupar os dados de saída e para exibir elementos de design especiais típicos de documentos impressos (cabeçalho e rodapé, números de página, informações de serviço sobre o momento da criação do relatório). Os relatórios podem conter dados de várias tabelas ou consultas.

É possível criar relatórios dos seguintes tipos:

- uma impressão simples do modo *Tabela* ou *Formulário*, utilizada como projeto de relatório;
- relatório pormenorizado - um relatório bem preparado num formato visual de fácil utilização, incluindo uma série de elementos adicionais;

- Um relatório especial que permite a preparação, por exemplo, de envios postais. autocolantes e formulários de cartas.

Tarefa 14.1 Cálculo do valor total do campo

Ordem de trabalho

Inicie o programa Microsoft Access DBMS e abra a base de dados criada na lição anterior.

1. Na tabela Alunos, utilize uma consulta para calcular o valor total dos campos *Bolsa de estudo* e *Despesas gerais.*

2. Para calcular os totais dos campos, crie uma consulta no *Builder* e selecione os campos *Estipêndio e Custos indiretos* no formulário de consulta.

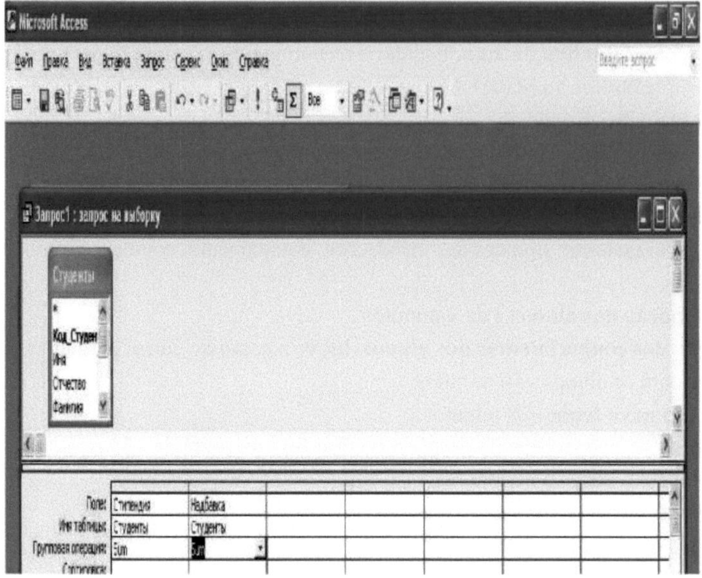

Fig. 14.1 Cálculo do valor total para os campos *Bolsa de Estudo* e *Despesas Gerais*

3. (Σ) Clique no botão *Operações de Grupo* na barra de ferramentas. Na linha "Operações de grupo" do formulário de pedido que aparece, selecione a função Soma na lista pendente (Fig. 14.1). Efectue a execução da consulta. Guardar

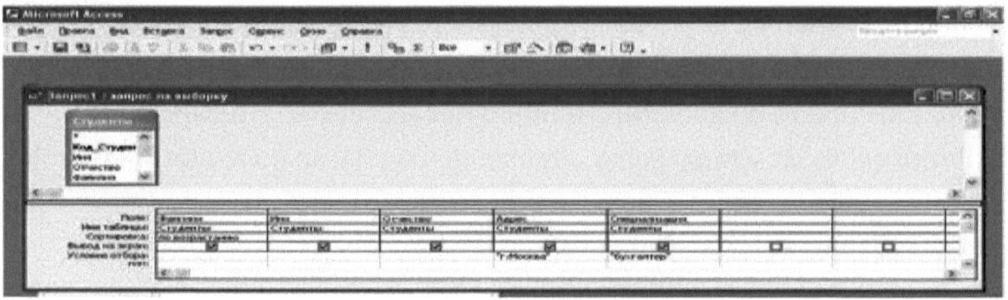

consulta denominada "Consulta - Montante".

Tarefa 14.2 Consultar a seleção num intervalo de datas

Ordem de trabalho

1. Crie uma consulta na tabela "Alunos e tarefas" para selecionar todos os os alunos a quem pretende entregar os trabalhos de fim de curso (data final) de 01.05.07 a 25.05.07 (Fig. 14.2). Defina a ordenação por *Data de início* em ordem ascendente. Guarde a consulta com o nome "Consulta -Total".

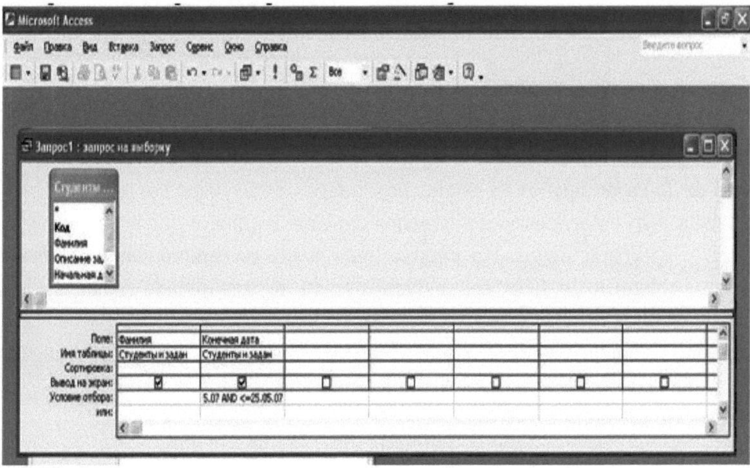

Fig. 14.2 Pedido de uma seleção de estudantes que devem apresentar os trabalhos de curso na data limite

Breve sinopse. O operador lógico AND é utilizado para definir uma condição.
A condição desta consulta é >= 01.05.07 AND < = 25.05.07.

Tarefa 14.3 Consulta para seleção por vários campos Procedimento 1. Coloque na consulta todos os estudantes ordenados por apelido, a estudar na especialidade "contabilista" e a viver em Moscovo (Fig. 14.3).

Guardar o pedido com o nome "Contabilista-Moscovo".

Fig. 14.3 Seleção por *endereço* e *especialização* com ordenação por *apelido*

Referência rápida. *Um relatório* é um objeto da base de dados concebido para enviar (para o ecrã, impressora ou ficheiro) informações da base de dados.

Tarefa 14.4 Criar um relatório automático

Ordem de trabalho

1. Crie um relatório automático para uma coluna na tabela Alunos.

Referência rápida. Depois de selecionar uma fonte de registro e um layout (por coluna, faixa de opções), o AutoReport cria um relatório que usa todos os campos da fonte de registro e aplica o último AutoFormato usado.

2. Selecione o objeto de base - *Relatórios.* Clique no botão *Create (Criar) e,* na janela *New Report (Novo relatório)* que se abre, selecione o tipo de relatório - "Auto Report: per column" (Relatório automático: por coluna) (Fig. 14.4).

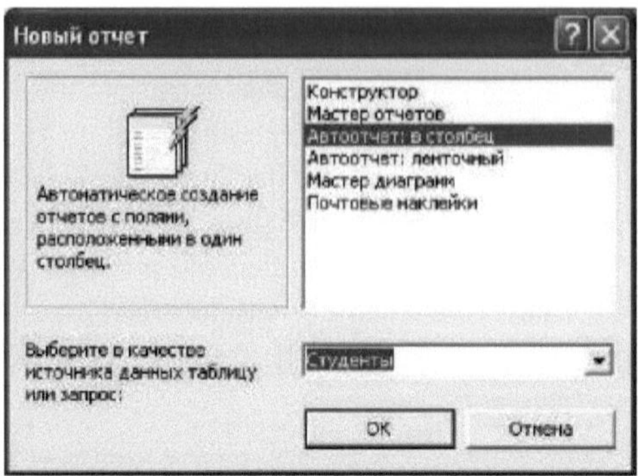

Fig. 14.4. Criar um relatório automático para uma coluna

Referência rápida. Ao selecionar o tipo de relatório automático, lembre-se de que no relatório da faixa de opções os nomes dos campos estão dispostos numa linha como numa tabela. São colocados vários registos em cada página, o que é conveniente para visualizar e comparar dados. No entanto, nem todos os campos cabem numa linha, pelo que o relatório do friso é inconveniente de utilizar quando existe um grande número de campos.

3. Selecione a tabela "Alunos" como fonte de dados. Clique em *OK* e aguarde a conclusão do Assistente de Relatório Automático.

Ver o relatório no modo Pré-visualização *(Ficheiro/Pré-visualização).*

4. Mude para o modo *Construtor* e veja como é que o relatório fica neste modo.

5. Guarde o relatório com o nome "Alunos".

Tarefa 14.5: Criar um relatório sobre a tabela "Students and Assignments" usando o Assistente de Relatório

Ordem de trabalho

Referência rápida. O assistente faz perguntas detalhadas sobre fontes de registo, campos, layout, formatos necessários e cria um relatório com base nas respostas recebidas.

1. Selecione o objeto de base - *Relatórios.* Clique no botão *Criar,* selecione o tipo de relatório do Assistente de relatórios na janela *Novo* relatório que se abre. Selecione a tabela "Alunos e tarefas" como fonte de dados, selecione todos os campos, defina a ordenação pelo campo *Descrição da tarefa,* tipo de apresentação - para coluna.

Um exemplo de visualização do relatório é mostrado na Fig. 14.5. Guarde o relatório com o nome "Alunos e Tarefas".

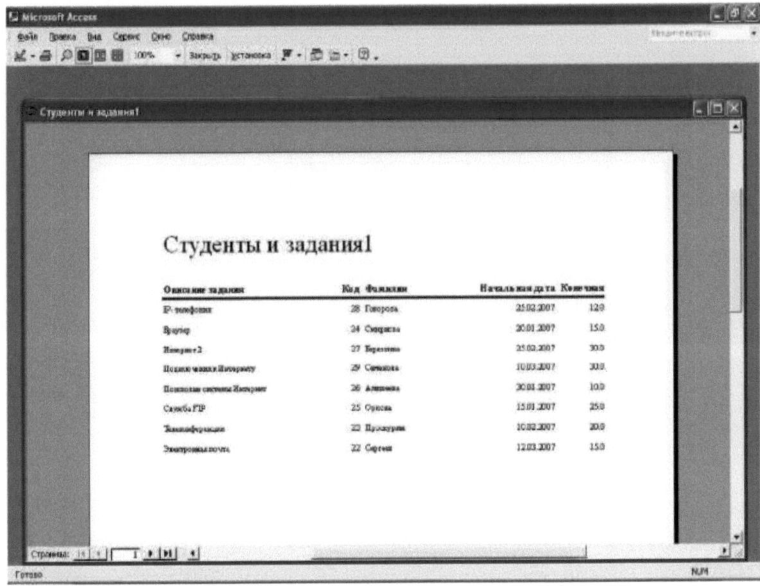

Fig. 14.5 Visualização do relatório numa coluna

Tarefas adicionais

Tarefa 14.6: Na mesma base de dados, na tabela "Alunos", criar um novo campo "Trabalhos dos alunos" com o tipo de campo lógico

Ordem de trabalho

1. Crie uma consulta para obter uma amostra dos alunos que estão a trabalhar. Ao criar a consulta, introduza "Sim" na barra de seleção do campo *Aluno que trabalha.*

Breve referência. Para criar um campo com um tipo lógico, abra a tabela "Alunos" no modo *Construtor* (Figura 14.6). Depois disso, introduza o nome do campo e defina o tipo lógico do campo.

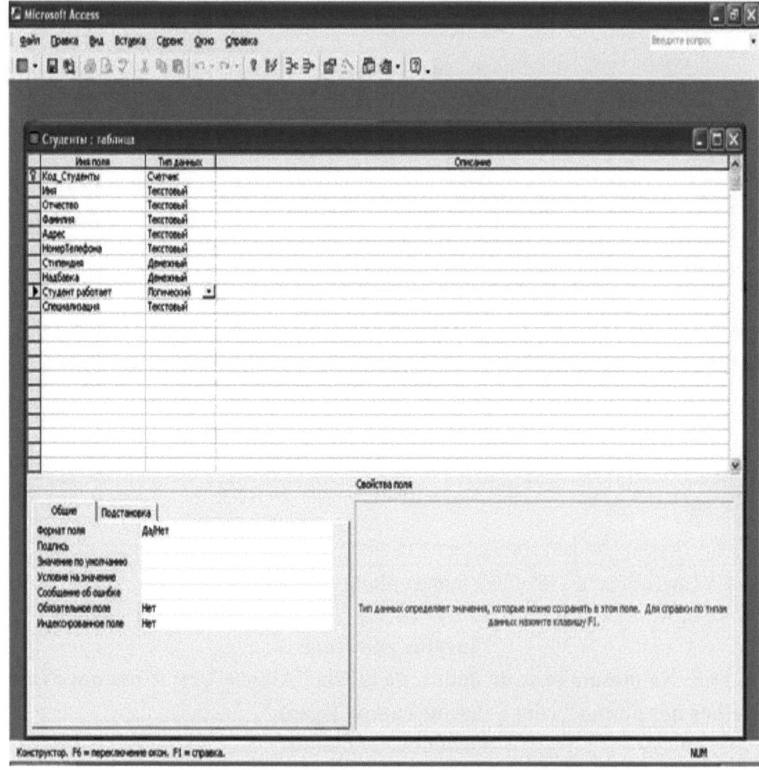

Figura 14. 6. Definir o tipo lógico do campo

2. Vá para a vista de tabela normal e preencha o campo da tabela criada com dados, marcando com o rato cerca de metade dos alunos como estando a trabalhar (verá um visto no campo).

Tarefa 14.7: Usando os dados da tabela "Alunos", crie uma consulta para selecionar os alunos que não trabalham e que estudam na especialização "tecnólogo" Formulário de relatório: Ao realizar o trabalho prático, é necessário: ý Anotar o número e o tema da aula. ý Escrever a tarefa. ý Descrever em pormenor a realização do trabalho. ý Responder às perguntas de controlo.

Questões de controlo:

1. Dar a definição de relatório.
2. Descreva o algoritmo para criar uma consulta de amostra utilizando o assistente.
3. Descrever o algoritmo de criação de uma consulta de seleção no modo construtor.
4. Que tipos de relatórios conhece?
5. Descrever o algoritmo de criação de um relatório automático.

Leitura recomendada: 1.1,1.2, 2.2.

Trabalho prático n.º 15

DESENVOLVER UMA APRESENTAÇÃO EM MS POWER POINT. TAREFA EFEITOS E DEMONSTRAÇÃO DE APRESENTAÇÕES EM MS POWER POINT

Objetivo da aula. Estudo de tecnologias de informação de desenvolvimento de apresentações em MS Power Point.

Tipo de trabalho: frontal

Prazo de execução: 2 horas

Equipamento: PC, Microsoft Power Point

O mapa cronológico da aula é de 80 minutos.

Parte organizacional: limpeza das instalações, equipamento, condições sanitárias e de higiene.

A participação dos alunos é de 2 minutos.

Avaliar a aprendizagem dos alunos: uma breve panorâmica do tema,
Perguntas e respostas com os alunos - 10 minutos.

Definir um novo tema - 20 minutos.

Determinação e consolidação do nível de domínio da matéria - 35 minutos.

Perguntas do teste - 10 minutos.

Trabalho de casa - 3 minutos.

Requisitos de trabalho prático:

1. responder às questões teóricas
2. organizar as tarefas no caderno de actividades práticas

Material teórico

Apresentação (da palavra inglesa -Presentation!) é um conjunto de imagens a cores - diapositivos sobre um determinado tema. Para a demonstração, são utilizados diapositivos de 35 milímetros e filmes transparentes para mostrar a imagem no ecrã com a ajuda de um projetor. Recentemente, generalizaram-se os painéis LCD a cores ligados diretamente ao ecrã do computador.

Uma apresentação em PowerPoint é um conjunto de diapositivos e efeitos especiais que são mostrados no ecrã, folhetos, bem como um esboço e um esquema do relatório, armazenados num único ficheiro com a extensão RRT. Com a ajuda deste programa, é possível preparar uma apresentação sem recurso a diapositivos, que pode depois ser impressa em transparências, papel, diapositivos de 35 milímetros ou simplesmente exibida no ecrã do computador, bem como criar um esboço do relatório e material de apoio para distribuição ao público.

Referência rápida. Pode criar uma apresentação de duas formas - manualmente (sem utilizar predefinições) e utilizando o Assistente de AutoConteúdo.

O processo de preparação de uma apresentação divide-se em três fases: desenvolvimento direto da apresentação (conceção de cada diapositivo); preparação de folhetos e demonstração da apresentação.

Etapas da criação de uma apresentação

1. O tema da futura apresentação é a aprendizagem dos programas Microsoft Office.

2. O número de diapositivos é de 5 diapositivos.

3. Estrutura dos diapositivos: 1º diapositivo - página de rosto;

2, Os diapositivos 3, 4 e 5 são dedicados aos programas MS Word, MS Excel, MS Access e MS Power Point.

Tarefa 15.1 Criar um diapositivo de título da apresentação

Ordem de trabalho

1. Iniciar o programa Microsoft Power Point. Para o fazer, numa instalação normal do MS Office, execute *Start/Programs/Microsoft Power Point.* Na janela aberta do Power Point, concebida para abrir ou selecionar uma apresentação, no grupo de campos selecione *Criar uma apresentação utilizando a* opção *Apresentação vazia* e clique em *OK* (Fig. 15.1).

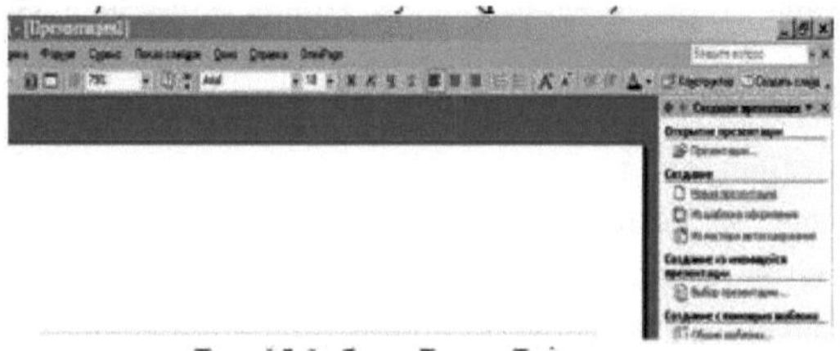

Fig. 15.2 Criar um diapositivo utilizando o esquema

2. *3.* Selecione o primeiro tipo - diapositivo de título (a primeira amostra à esquerda na linha superior). O primeiro diapositivo aparece no ecrã com marcações para introdução de texto (marcas de preenchimento) (Fig. 15.3). Coloque o ecrã na vista normal *(Ver/Ordinário).*

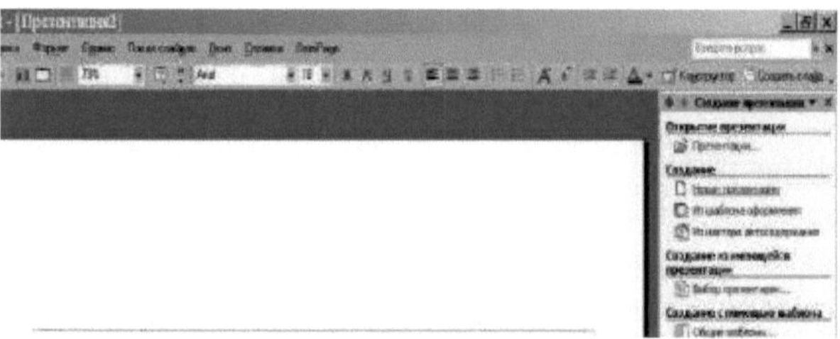

Fig. 15.1 Janela do ponto de potência

3. O passo seguinte é apresentar a janela *Criar Diapositivo, que* mostra várias opções para a disposição dos diapositivos (Fig. 15.2).

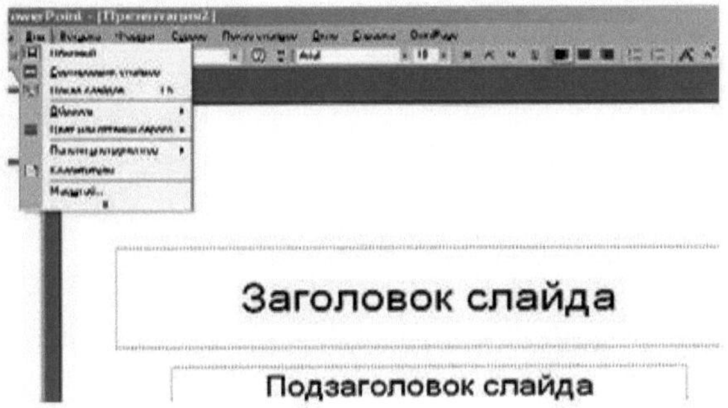

Fig.15.3. Diapositivo com marcação para introdução de texto

Referência rápida. As marcas de preenchimento são caixas de contorno pontilhadas que aparecem quando se cria um novo diapositivo. Estas molduras servem de marcadores de posição para texto, tabelas, quadros e gráficos. Para adicionar texto a um marcador de espaço reservado, clique e introduza o texto e, para introduzir um objeto, faça duplo clique.

4. Explore a interface do programa movendo o rato para diferentes elementos do ecrã.

5. Selecione o design de cor dos diapositivos utilizando os modelos de design *(Formato/Layout do Diapositivo/Modelos de Design)* (Fig. 15.4).

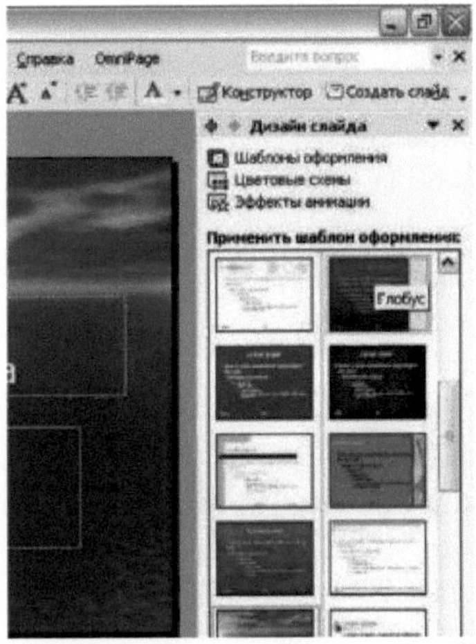

Fig. 15.4 Seleção do esquema de cores dos diapositivos

6. Introduzir no teclado o texto do título - Microsoft Office e o subtítulo - Resumo dos programas estudados.

Para o fazer, basta clicar na etiqueta de preenchimento e introduzir o texto, que será automaticamente formatado de acordo com as definições do modelo selecionado (Fig. 15.5).

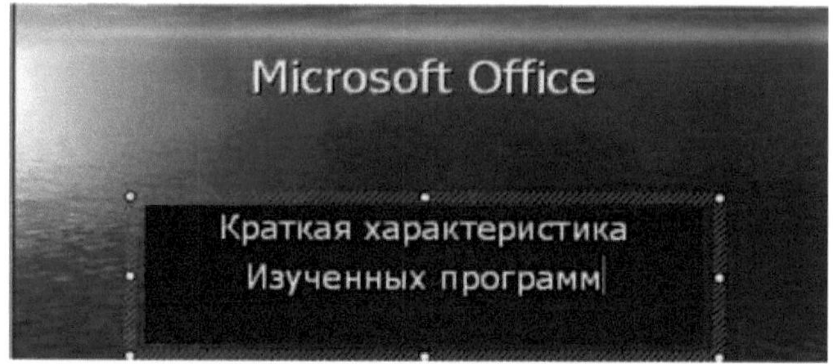

Fig. 15.5 Capa da apresentação

7. Guarde o ficheiro criado com o nome "A minha apresentação" na sua pasta com o comando *Ficheiro/Guardar.*

Tarefa 15.2: Criar o segundo diapositivo da apresentação - texto com uma lista

Ordem de trabalho

1. Execute *o* comando *Inserir/Novo diapositivo*. Selecione Disposição automática - segunda amostra à esquerda na linha superior (lista rotulada) e clique em *OK.*
2. Na linha superior, introduza o nome do programa "MS Word text editor".
3. Na moldura inferior, introduza o texto como uma lista. Clicar numa etiqueta de marcador de posição permite-lhe introduzir uma lista com marcadores. Para avançar para um novo parágrafo, prima a tecla [Enter].

Texto de amostra

O editor de texto permite-lhe:

- criar documentos de texto;
- formatação de texto e de parágrafos em documentos;
- introduzir rodapés num documento;
- criar e formatar tabelas;
- listas de design em documentos de texto;
- apresentar o texto em várias colunas;
- inserir imagens no documento;
- preparar o documento para impressão.

4. Executar a gravação do ficheiro atual.

Tarefa 15.3 Criar um terceiro diapositivo da apresentação - texto de duas colunas

Ordem de trabalho

1. Execute o comando Inserir/Novo Slide . Selecione Auto marcação - texto em duas colunas e clique em OK.
2. Na linha superior, introduzir o nome do programa "MS Excel Tabular Processor". Se necessário, reduzir o tamanho da letra.
3. Introduza o conteúdo nas colunas. Clicar na etiqueta do marcador de posição de uma coluna permite-lhe introduzir texto na coluna.

Texto de amostra

Capacidades do processador tabular:

1 coluna:

- introduzir dados nas células;
- células de preenchimento automático;
- organização dos povoamentos;
- traçar e formatar diagramas;
- utilização de funções em cálculos;

2 coluna

- aplicação de endereçamento relativo e absoluto;
- ordenação de dados;
- filtragem de dados e formatação condicional.

4. Executar a gravação do ficheiro atual.

Tarefa 15.4: Criar o quarto diapositivo da apresentação - texto com uma tabela

Ordem de trabalho

1. Execute *o* comando *Inserir/Novo diapositivo*. Selecione Disposição automática - a primeira amostra à direita na linha superior (texto com tabela) e clique em *OK.*

2. Introduzir o nome do programa "MS Access DBMS" na linha superior. Se necessário, alterar o tamanho da letra.

3. Faça duplo clique na moldura inferior - aparecerá a janela de definição dos parâmetros da tabela de dados. Defina o número de colunas - 2, linhas - 5.

4. Na tabela que aparece, junte as células da primeira linha da tabela e preencha as células utilizando a barra de ferramentas.

5. Introduza os dados iniciais apresentados na Tabela 1. Para maior comodidade, abra a barra de ferramentas "Tabelas e margens" *(Ver/Barras de ferramentas).*

Tabela 1.

Conceção da base de dados	
Tabelas	armazenamento de dados
Formulários	para a introdução de dados
Pedidos de informação	gestão de dados
Relatórios	para introduzir informações da base de dados

6. Efetuar a gravação atual f ayla.

Tarefa 15.5: Criar o quinto diapositivo da apresentação - texto com uma imagem

Ordem de trabalho

1. Execute *o* comando *Inserir/Novo diapositivo*. Selecione Disposição automática - a primeira amostra à esquerda na linha inferior (texto e gráficos) e clique em *OK.*
2. Introduzir o nome do programa "MS Power Point" na linha superior. Se necessário, alterar o tamanho da letra.
3. Na moldura esquerda, escreva o texto no padrão. Alinhe o texto à direita.

MICROSOFT POWER POINT

Texto de amostra

Na maioria dos casos, a apresentação é preparada para ser mostrada através de um computador, porque é desta forma que todas as vantagens de uma apresentação eletrónica podem ser concretizadas.

4. Na moldura direita, introduza um desenho fazendo duplo clique na moldura direita destinada a inserir um desenho.
5. Re-colorir o desenho. Para o fazer, clique no desenho para o selecionar (aparecem pequenos quadrados nos lados do desenho) e clique no botão *Alterar cor do desenho* no painel *Ajuste de imagem*. Pode selecionar uma nova cor para cada cor utilizada no desenho. As alterações de cor serão apresentadas na janela de pré-visualização. Quando tiver terminado, clique em *OK*.
6. Clicando no diapositivo, remover os quadrados marcadores do desenho, guardar o ficheiro atual premindo [Ctrl]+[S].

Tarefa 15.6: Alterar o estilo dos títulos

Para o fazer, execute o comando *View/Sample/Sample Slides*. Clique no título, altere o tipo de letra (utilize Arial Cyr em vez de Times New Roman ou vice-versa).

Tarefa 15.7: Aplicar efeitos de animação

Ordem de trabalho

1. Colocar o cursor no primeiro diapositivo. Coloque o cursor no primeiro diapositivo. Para definir a animação, realce o título e execute *o* comando *Apresentação de diapositivos/Configuração da animação*. Defina as opções de personalização da animação (selecione o efeito - voar para a esquerda). Pode utilizar o menu de contexto do botão direito do rato para chamar a janela Configuração *da Animação*.
2. Aplicar um efeito de animação ao título do segundo diapositivo - que aparece por cima das palavras. Aplique efeitos de animação diferentes aos títulos dos outros diapositivos.
3. Para ver o efeito de animação, efectue uma apresentação de diapositivos executando *o* comando *Ver/apresentação* de diapositivos ou premindo a tecla [F5].

Tarefa 15.8: Definir o método de transição de diapositivos.

Ordem de trabalho

1. O método de transição de diapositivos determina a forma como um novo diapositivo aparecerá numa apresentação.
2. No menu *Apresentação de diapositivos*, selecione o comando *Mudança de diapositivo*.
3. Na lista pendente Efeitos de transição, navegue pelas opções disponíveis. Selecione:

efeito - estores verticais (médios);

o som é de sinos;

avanço - automaticamente após 5 s.

Depois de ter selecionado todas as opções de alteração de diapositivos, clique no botão *Aplicar a todos*.

4. Para ver o método de transição de diapositivos, efectue uma demonstração de diapositivos executando o comando *Ver/Demonstração de diapositivos* ou premir a tecla [F5].

Tarefa 15.9: Incluir a data/hora e o número do diapositivo no diapositivo

Ordem de trabalho

1. Para incluir um número de diapositivo no diapositivo, execute *o* comando *Inserir/Número de Diapositivo*. Concorde em mudar para o rodapé e, na janela *Colunas* aberta (Fig. 28.3), assinale a caixa *Número do diapositivo*.
2. Para incluir a data/hora no diapositivo na mesma janela
As colunas assinalam a opção *Atualização automática* e *Data/Hora* com o rato.
3. Clique no botão *Aplicar a todos.*
4. Executar a apresentação automática de diapositivos e fechar a apresentação.

Tarefas adicionais

Tarefa 15.10 Criar uma apresentação sobre os alunos do seu grupo de estudo
Referência rápida. É conveniente copiar diapositivos do mesmo tipo. Se definir as definições de transição de diapositivos antes de copiar, todos os novos diapositivos já terão as definições correspondentes.

Formulário de comunicação:

Ao efetuar trabalhos práticos, é necessário :
Anotar o número e o tema da aula.
Escrever a tarefa.
Descrever pormenorizadamente a execução do trabalho.
Responder às perguntas de controlo.

Questões de controlo:

1. Dar uma definição de apresentação.
2. A que se destina o programa MICROSOFT POWER POINT?
3. Como é que defino animações para diapositivos?
4. Qual é o processo de exibição das apresentações?

Leitura recomendada: 1.1,1.2,1.4, 2.2.

Literatura

1. Obrigatório

1. Lyakhovich V.F. Fundamentos de informática: livro didático / V.F. Lyakhovich, S.O. Kramarov. - Rostov-on-Don: Phoenix, 2010. - 540 c.
2. Mikheeva E.V. Prática em informática: livro didático / E.V. Mikheeva. 4.ª edição, estereótipo. - Moscovo: Academia, 2011. - 187 c.
3. Mogilev A. V. Mogilev A.V. Mogilev: Livro didático para estudantes. A.V. Mogilev, N.I. Pak, E.K. Henner. - Moscovo: Academia, 2009.- 880 p.
4. Popov, E.B. Fundamentos das tecnologias informáticas: livro didático / E.B. Popov. Popov. - Moscovo: Finanças e Estatística, 2010. - 703 c.

2. Mais

1. Kolmykova E.A. Informática: livro de texto / E.A. Kolmykova, I.A. Kumskova. - Moscovo: Academia, 2010. - 414 c.
2. Sergeeva I.I. Informática: livro de texto / I.I. Sergeeva, A.A. Muzalevskaya, N.V. Tarasova. - M.: FORUM-INFRA - M, 2011. - 335 c.

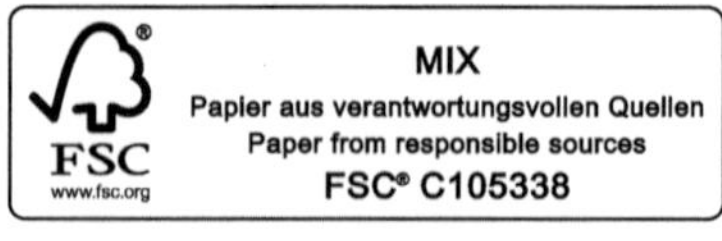

Printed by Books on Demand GmbH, Norderstedt / Germany